JN180224

心臓の力

休めない臓器はなぜ「それ」を宿したのか

柿沼由彦　著

ブルーバックス

カバー装幀｜芹澤泰偉・児崎雅淑
カバーイラスト｜浜畠かのう
本文デザイン｜齋藤ひさの（STUDIO　BEAT）
本文図版｜浜畠かのう／さくら工芸社

はじめに

およそ研究に携わる者が忘れてはならない言葉の一つに「あたりまえの再定義」というものがある。これまであたりまえと考えられてきた事柄をもう一度、先入観を捨てて見直す作業のことだが、実際にそうした姿勢でものごとを見るのはいかに難しいかを、いま自分自身を振り返って感じている。

真偽が定かでないことに対しては、研究者なら誰しもさまざまな可能性を考える。だが、いったんあたりまえだと思い込んでしまうと、「そう信じられてきたから」「そう言われてきたから」と思考停止して、その真偽を疑うことができなくなってしまうのである。

たとえば、ある「あたりまえ」について、過去のデータや論文などにあたって真偽を見直そうとしてみたとしよう。誰もが常識と考えて、深く掘り下げてこなかったのだから、データや論文の数は当然、きわめて少ないはずだ。そのような、手がかりがほとんどない状況に出くわしたとき、私たちがとる態度は次のどちらかになるだろう。

一つは、これほど疑問視されてこなかったのだから、明らかに正しいとみなしてよく、いまさらあえて研究対象とする意味はない、とする態度。もう一つは、これほど疑問視されてこなかったのだから、見過ごされてきた問題が何かあるはずだ、とする態度である。

いうまでもなく後者の態度が「あたりまえの再定義」につながるのだが、筆者を含め多くの研究者は、往々にして前者のような態度をとってしまいがちなのである。

本書は筆者がたまたま、自分の専門領域である「心臓」において、見過ごされてきたある謎に対する好奇心から始まった研究によって、これまで「あたりまえ」と信じられてきたことを再定義するに至った経緯を記したものである。心臓ではこれまで、どのようなことが常識とされていたのか、そして、それがどのように覆されたのか、その経緯を一般の読者にもできるだけわかりやすく説明するよう心がけた。

私たちの体においてきわめて重要な機能を持つ心臓は、決して心臓のみで自己完結しているわけではない。体内のさまざまな方面から、多大にして精密に影響を受けている。まずは、そのことを理解していただいたうえで、心臓についてのまさに常識破りともいえる新しい知見——現在では、「NNCCS」(a non-neuronal cardiac cholinergic system)、または「NNA」(a non-neuronal acetylcholine) と呼ばれているシステムについて紹介したい。日本語でいうと「非神経性心筋コリン作働系」というよくわからない訳になってしまうので、本書ではあえて英語で表記することにする。このシステムはわれわれが世界に先駆けて報告したものであるが、その後、ほかの複数の研究機関でも独立して同様の報告がなされていることから、その存在はほぼ確実なものになったと考えている。

このシステムについていま概略を述べるならば、それは私たちの心臓が、生涯にわたって休まずに活動を続けるために必須のものである。過酷な重労働を強いられる心臓は、必然的に多くのエネルギーを消費する一方で、エネルギーとともに産生される活性酸素という猛毒を浴びつづけている。それは心臓にとっては致命的なダメージとなるはずだが、実際には心臓が活動を停止することがないのは、心臓自身にみずからを癒す能力が備わっているからである。

心臓にそうした能力があることは、すでに知られていた。いわば「あたりまえ」の知見であった。ところが、ことはそう簡単ではなかった。じつはその能力を発揮するには、心臓は根本的な問題を抱えていた。癒されることなく、死に至ってもおかしくない「つくり」になっていたのである。にもかかわらず、実際には私たちの心臓は死ぬことなく、拍動を刻みつづけている。これは大きなミステリーといえる。しかし不思議なことに、この謎に正面から取り組んだ研究はこれまでなかったのである。

なぜ心臓は死なないでいられるのか？　筆者らの研究グループはその答えを追ってみた。最初はふとした好奇心からであったが、やがてわれわれは驚くべき現象に遭遇した。それは、心臓にこれまで知られていなかったシステムが存在していることを示していた。そして、このシステムを軸に見つめなおすと、心臓はこれまでの描像を覆す姿を現し、再定義されるのである。

生物の心臓には、太古からの進化の過程でいつしか、こうしたシステムが宿されていた。しかし、その存在は誰にも気づかれることがなかった。筆者がそれを見いだすことができたのはいくつもの幸運に恵まれたからにほかならないのだが、なぜ自分であったのかと考えたとき、うれしさよりもむしろ、何か大きな存在に導かれているような敬虔な思いが湧いてくる。

このシステムは今後、創薬において新たなターゲットとなるばかりか、心筋梗塞に代表される虚血性心疾患への治療戦略にも、新たな選択肢を加える可能性がある。その作用は心臓のエネルギー代謝・ポンプ機能・酸素消費など、多岐にわたる活動を精巧にコントロールしていることが明らかになったからである。

本書によって読者に、心臓についての認識を新たにしていただき、生体というものの不思議さ・複雑さ・巧妙さについて知っていただければ、執筆の目的は果たされたと考えたい。

なお、心臓にかかわる生理学的現象はきわめて複雑であり、あまり細かいレベルの話をすると全体像を見失いかねない。そのため、まだ確定してはいない事柄も、あえて断定的に記述した箇所もあることをご容赦いただきたい。

心臓の力

第5章 NNCCSはなぜ宿ったのか

第6章 もう一つの大発見 145

第7章 死なないマウス 169

序章

心臓の基礎知識

なぜ心臓が必要なのか

「生物は心臓がなくても生きていけるか？」

もしこのように聞かれたら、読者はなんと答えるだろうか。

——心臓がなければ、血液を体のすみずみまで運ぶことができなくなり、したがって酸素や栄養分を行き渡らせることができなくなる。と同時に、体のすみずみからの老廃物を含んだ血液を肺や腎臓に運び、浄化することができなくなる。だから結果として、生物は死んでしまう——。

おそらくは、そのような回答になるであろう。試験の答案としては、これで申し分ない。

しかしじつは、これは比較的高等な生物のみに当てはまる答えである。つまり、その生物が個体としてある程度の大きさをもち、多くの独立した臓器をもつ場合に限られた答えなのである。

より小さな生物の場合は、単細胞生物といわず多細胞生物であっても、心臓という臓器は必要ないのではないかと考えられる。酸素やさまざまな物質が外的環境と交換されるときに、それらが取り込まれてから体内を移動する物理的距離が非常に小さくてすむからである。さらに、水中に生息する小さな生物であれば、体の周囲を液体で囲まれているため、酸素や栄養素は個々の細胞が直接、体表面をとおしてやりとりできるのだから、さらに心臓は必要ではなくなると考えられる。

実際に、アメーバ、ミドリムシ、線虫やクラゲなどの動物には、心臓に相当する臓器は認められない。心臓のない生物など読者には想像できないかもしれないが、自然界ではめずらしいことではないのである。

そう考えると、生物にとっての心臓の必要性は、外的環境へのアクセスのよさの程度によって左右されることになる。心臓が存在する理由とは、本質的には、生物の体が大きくなったことによって生じる体内での物質移動の「距離」の問題を克服するために、新たなしくみが必要になったためと考えられるのである。

キリンの血圧はヒトのほぼ2倍

では、ヒトよりもさらに体の大きな動物の心臓を想像してみよう。ヒトより大きな動物の代表としてはゾウやキリンなどがあげられるが、たとえば際立って首が長いキリンの場合はどうであろうか。キリンが高い木の葉を食べるために首を目いっぱい長く伸ばしたとき、頭は地面より6m近くも高くなるという。そのような生物にもし心臓がなければ、いったいどのようにして血液を脳に送ることができるだろうか。そう考えると心臓とはやはり、高いところ、遠いところにまで血液を送り出すために必須の臓器ということができよう。

血液を送り出すために必要なものは何かといえば、血管の中で血液を押し出す圧力、すなわち血圧である。私たちがその数値に一喜一憂している血圧とは、要は、心臓を地面に置いて、そこから垂直に血液を吐き出させた場合、どれくらいの高さまで血液が上がるか、その高さのことと考えてよい。キリンはヒトよりも高いところまで血液を上げなくてはならないため、当然、血圧もヒトより高い。実際にキリンの血圧は、最高血圧は260㎜Hg、最小血圧は160㎜Hgであり、ヒトの血圧のほぼ2倍といわれている。私たちの尺度から見ればとんでもない高血圧だが、キリンの心臓は生命を維持するために、それだけの圧力を生みださなくてはならないのである。もしキリンの血圧がヒトと同じくらい低くなってしまうと、おそらく長い首の根元くらいのところで血液は止まってしまい、とうてい生存はおぼつかないであろう。

つまり、心臓という臓器が存在している理由は、第一義的には血圧をつくりだすことにあるといえるのである。

なぜ左右が分離しているのか

私たちヒトの心臓は、肋骨に囲まれた胸郭という空間の中で、左右を肺にはさまれるようにし

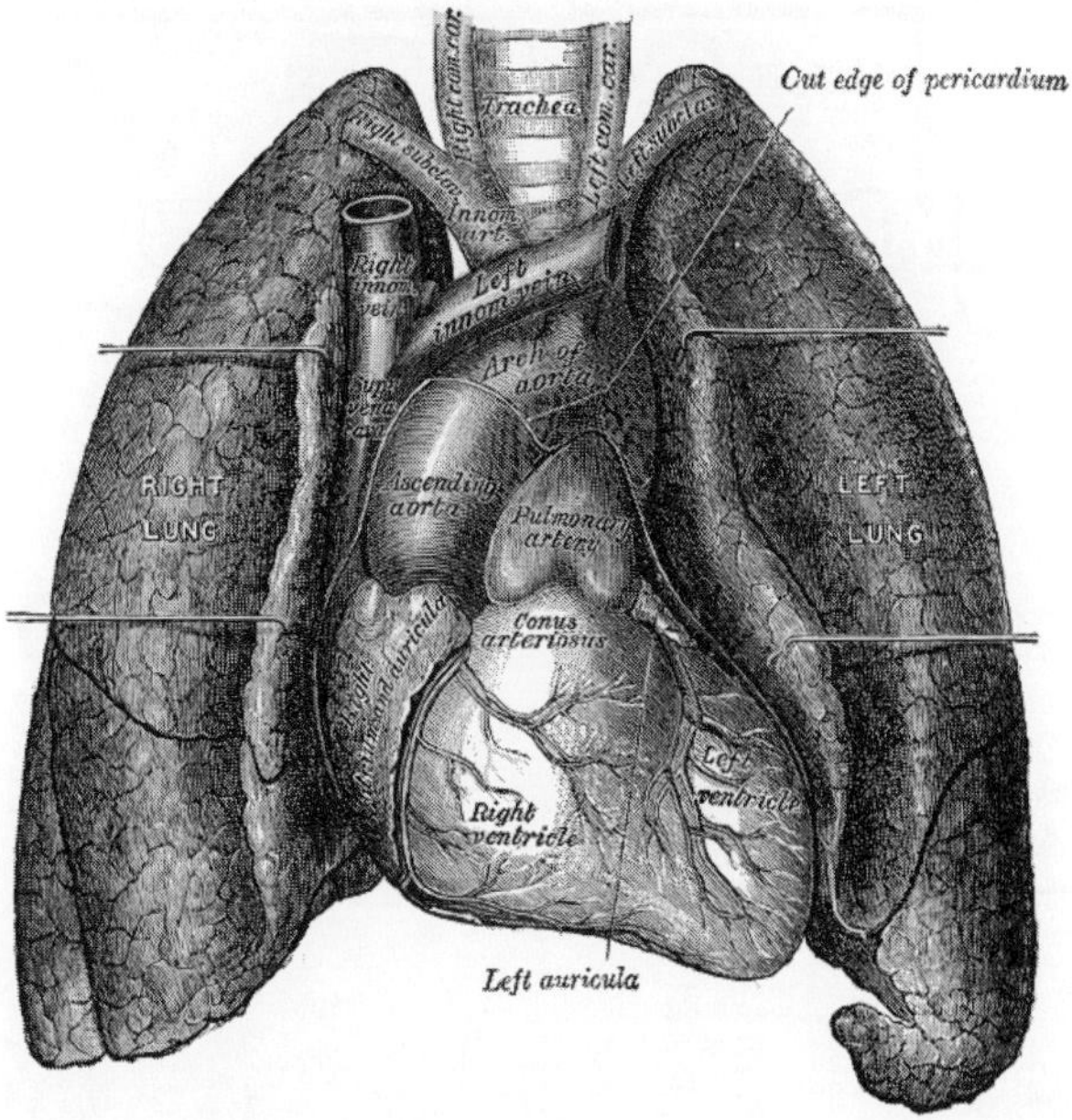

図0－1　心臓は右肺と左肺にはさまれている
（ヘンリー・グレイ著『人体の解剖学』より）

て存在している（図0－1）。心臓と肺が密接に血液をやりとりしていることは、この位置関係からも容易に想像できる。

そしてヒトの心臓は通常、四つの部屋に分かれている。まず右と左の区別があり、さらに上下の区別がある。それぞれの部屋を、心臓自身から見て時計回りに（読者から心臓を見れば反時計回りに）、右心房、右心室、左心室、左心房という。右心房と左心房は心房中隔によって仕切られ

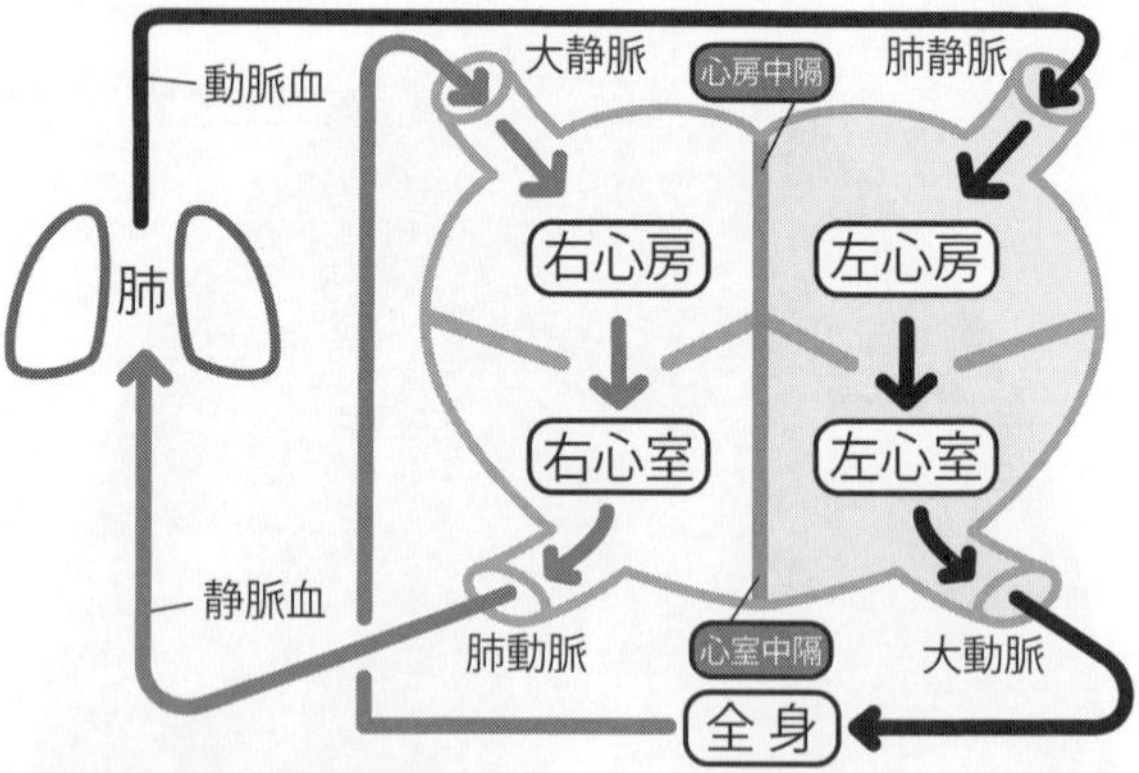

図0－2　心臓の構造と血液の循環
動脈血は心臓から全身に向かう血液で、静脈血は心臓から肺に向かう血液。紛らわしいが、動脈（大動脈と肺動脈）は心臓から出る血液が通る血管で、静脈（大静脈と肺静脈）は心臓に入る血液が通る血管である

ていて、右心室と左心室は心室中隔によって仕切られている（図0－2）。

このうち、まずは右と左の二つに部屋が分かれていることの意味について考えてみたい。ヒトの心臓の場合は、このように左右に完全に分離されているということが非常に重要となる。それは、静脈血と動脈血とを完全に分離することが、生体にとって不可欠だからである。

酸素濃度が低く二酸化炭素濃度が高く、栄養分が少なく老廃物が多い静脈血は、心臓の右側を流れて肺に向かっている。一方、肺におけるガス交換がなされ新鮮で酸素濃度が高く、二酸化炭素濃度が低い動脈血は、心臓の左側を流れて全身に向かっている。

もし、静脈血と動脈血が完全に分かれることなく心臓の中で混ざってしまうとしたら、どのようなことが起こるであろうか。じつはヒトの先天性心疾患の中には、心臓が左右を完全に分離できないために起こるものが一定の割合で存在する。比較的頻度の高い疾患としては、心房中隔欠損症や心室中隔欠損症がある。これらは心房中隔または心室中隔の一部に欠損があるため、心房または心室において、右側の静脈血と左側の動脈血の混合が生じるものである。ただ、多少の欠損程度ならば、たとえ静脈血と動脈血が混ざったとしても、一般的には左側の部屋の内圧のほうが右側の部屋の内圧よりも高いために、動脈血（左側）の一部が静脈血（右側）に混じるだけであることがほとんどである。

心房中隔欠損症の場合、そうした混合血は右心房から右心室へ流れ、肺動脈を経てガス交換後、肺静脈から左心房へ還ってくる。いわば心臓と肺の間をたえずぐるぐる回っているにすぎない。心室中隔欠損症の場合も同様で、左心室から右心室へ入った混合血は、肺動静脈、左心房、左心室を経て、また再び一部は右心室に戻るということを繰り返すことになる。この状態でとどまっていれば、動脈血の一部が静脈血と混じりあっても、さほど問題はないように思われるかもしれない。

しかし、このように心臓の左側から右側へ血液の一部が漏れ出す現象が、治療されずに長期間放置されると、結果として肺動脈血流量が増える状況が長く続くことにより、肺動脈ではリモデリング（構造変化）という現象が引き起こされる。すると肺動脈圧が徐々に正常値よりも上昇し（肺高血圧のような状況）、その結果として右心室圧（正常は20㎜Hgくらい）が上昇することになる。やがて左心室圧（正常は120㎜Hgくらい）と同じレベルにまで右心室圧が上昇すると、それまで欠損部を左から右に流れていた血液量よりも、逆に右から左へと流れる血液量のほうが相対的に増加する。すると、これまでとは逆に静脈血が動脈血へと流れ込み、動脈血の酸素濃度が低下してしまうのである。

このようにして低酸素濃度の動脈血が心臓から全身に送り出されると、やがて体内のすべての臓器に低酸素応答反応が起こる。それはまるで、標高が高く酸素の薄い山の上で長く生活したような反応であり、端的には赤血球数の異常な増加をともなう多血症のような状態を引き起こす。すると大量の赤血球が無理に血管内を流れることになり、血流障害や、血管内皮細胞と赤血球との接触増加などの血管へのストレスが生じて、結果として全身の臓器に支障をきたすのである。

心室と心房の役割

ヒトの心臓は左右に分離しているのみならず、左右それぞれのブロックが、上下にも分かれて

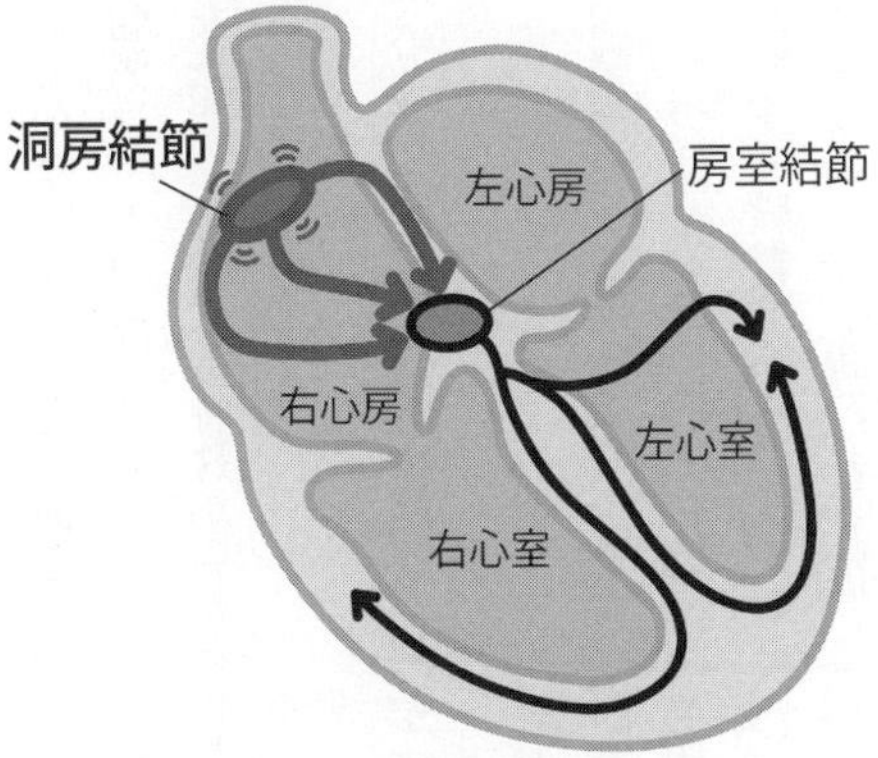

図0－3　洞房結節は拍動の発生源
洞房結節で発生した拍動の電気信号は房室結節を経て心室全体に伝わる

いる。上の部屋が心房、下の部屋が心室である。通常、血液は心房から心室に流れている。

動脈から血液を強く送り出す力である血圧は、左右の心室が収縮することによって生みだされている。心房と心室の間には、右側であれば三尖弁《さんせんべん》、左側であれば僧帽弁《そうぼうべん》という弁によって、血液が逆流しないようになっている。

心房は心室と比べると、大静脈および肺静脈という静脈系の低い圧力による血流を受けているため、部屋の筋層の厚さは非常に薄くなっている。いわば心房は心室に入るための前室のような役割を果たしていて、血液を送り出す力は心室と比べると非常に小さい。

では、心房は血液を送り出すほかにも、なんらかの役割を担っているのであろうか。

じつは心房の、とくに右心房には、心臓の拍動（心拍）を刻むペースメーカーのはたらきをする洞房結節《どうぼうけっせつ》という、心臓に特有の細胞が存在している（図0－3）。これこそが、死ぬまで休むことのない拍動の発生源なのである。洞房結節は拍動を刻む規則正しい電気信号を発生し、その刺激は下方の房室結節《ぼうしつ》へと伝えられて、心室に広がっていく。心臓を心臓たらしめている根源的な機能を維持する特殊細胞が存在しているという点で、右心房は心臓における非常に重要な構造物の一つなのである。

心筋の不思議①　骨格筋と何が違うのか

心臓をかたちづくっているのは心筋と呼ばれる筋肉である。筋肉には骨に付随する骨格筋や、内臓や血管を構成する平滑筋《へいかつ》（内臓筋）などがある。

じつは心臓は、厳密な定義によれば「内臓」には含まれないのだが、その形状からも、血管に直結する臓器であることからも、心筋は平滑筋であると思われるかもしれない。だが心筋の性質は、むしろ骨格筋に非常に似ている。骨格筋と心筋はどちらも外観において、規則正しく並ぶ横《おう》紋《もん》が認められるため、横紋筋という分類に属するのである（図0－4）。それら以外の筋にはこうした紋様がみられず、平滑筋に分類される。

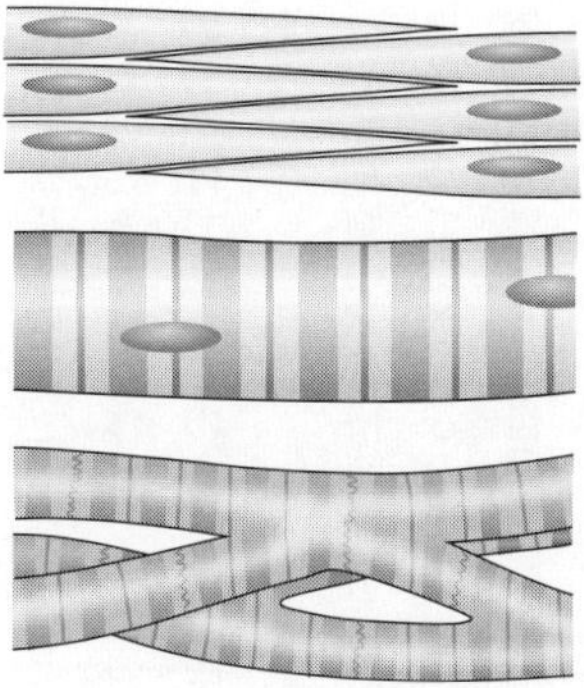

図0－4　骨格筋と心筋は横紋が規則正しく並ぶ

では、骨格筋と心筋の違いはどこにあるのだろうか。

よくいわれるのが、骨格筋を構成する骨格筋細胞が一つの細胞に複数の核をもつ多核細胞であるのに対して、心筋を構成する心筋細胞は一つの細胞に一つの核しかもたない単核細胞であるという違いである。これはもちろんそのとおりなのだが、両者には機能的に、以下のようなより明確な違いがある。

骨格筋では、一個一個の骨格筋細胞どうしにはつながりがなく、ばらばらであるのに対して、心筋は一個一個の心筋細胞が、まるで全体で一つの物体のようにつながっている。電気的にほぼ同期して、収縮と弛緩を繰り返す1個の合胞体となっているのだ。骨格筋細胞には電気的なつながりはなく、むしろ互いに絶縁している状態と考えられる。

心筋細胞にこうしたつながりを生みだしているのは、

心筋細胞どうしに存在しているギャップ結合といわれる特異な構造である。これは言ってみれば、小さな物質を通すチャネルのようなもので、心筋細胞の場合はここにイオンを通すことによって、心臓全体の心筋細胞が電気的につながっているのである。この結合によって、電気的興奮は細胞から細胞へとよどむことなくほぼ瞬時に均一に伝わり、個々の細胞は電気的に同期しているかのごとく、全体として一つの物体のように機能を発揮することができる。そして、この機能のおかげで私たちの心臓は、命にかかわるような致死性の不整脈を起こさなくてすんでいるのである。

心筋細胞の、骨格筋細胞と異なるもう一つの重要な性質は、骨格筋の収縮と弛緩は私たちの意思によってなされるのに対して、心筋細胞は私たちの意思とは無関係に、みずからが発生する電気的信号に応じて自動的に心拍を刻み、収縮と弛緩を繰り返していることである。私たちが母親の胎内で発生したその時から、心臓はみずからが発する電気的信号を、みずからの意思で勝手に止めることはできないのである。

こうした自発的な収縮と弛緩を生みだしているのが、一般的な心筋細胞とは違う特殊心筋と呼ばれる細胞である。これは電気の通り道に特化した細胞で、その一つに、洞房結節がある。さきほど紹介した、右心房に存在して心臓の拍動を刻む細胞である。これら特殊心筋は、電気信号を発するとともに、電気の通り道（刺激伝導系）を形成する。そこを通ることで、電気信号はまず優先的に心臓全体にまんべんなく行き渡り、次にその電気信号によって一般の心筋細胞が興奮し、収縮と弛緩を開始するのである。このように心筋は、通常の筋肉細胞とは機能を異にする特殊な細胞を含んでいるという点でも、骨格筋とは性格を異にしている。

心筋の不思議②　なぜ筋肉痛を起こさないのか

多くの読者が経験しているとおり、骨格筋はふだん使っていない部分を酷使すると、筋肉痛を起こす。これは、酷使することによってその筋肉内に乳酸が蓄積するためであるとされている。しばらくその筋肉を使用しなければ、やがて筋肉痛はとれる。骨格筋であれば、これでまず問題はないだろう。しかし、ことが心臓となると、そうはいかない。心筋が筋肉痛を起こすこと自体、あってはならないことである。ましてや使いすぎたからといってしばらく休むなどということは、すなわち死を意味する。心筋細胞とは、筋肉痛を感じることも、休むことも禁止されている細胞なのである。

では、どうして心筋細胞は筋肉痛を起こさないのであろうか。通常の筋肉細胞で筋肉痛が起こる原因の一つとしては、その活動によって乳酸が生じるためである。心筋細胞でも、活動すれば乳酸が生じることに違いはない。ところが心筋細胞は、その乳酸をエネルギー源として使用する能力をもっている。通常の細胞は脂肪酸とグルコースを使ってエネルギーに変えているのだが、心筋細胞は収縮と弛緩という仕事を繰り返すために、乳酸をも使い、消費しているために筋肉痛を起こさないのかもしれない。ここにも骨格筋とは違う心筋の特異さが表れている。

心筋の不思議③ 心臓はがんにならないのか

ところで、筆者はときどき「なぜ心臓はがんにならないのですか」と質問されることがある。たしかに胃がん、肺がん、大腸がん、乳がんなどはよく耳にするが、「心臓がん」という言葉は読者もほとんど聞かれたことがないであろう。なぜ心臓を構成する心筋細胞は、がんにならないのだろうか。

正確にいうならば、じつは心臓もがんになる。頻度は低いけれども、がんは発生するのである。ただし心臓においては「がん」とは呼ばず「腫瘍」という名前で呼ばれることが多い。がんとは、異常な細胞の塊である腫瘍を良性と悪性とに区別して、悪性のものを一般的にはそう呼んでいる。異常な細胞は、通常なら生体の防御機構がはたらいて成長や増殖が抑えられるのだが、そのコントロールから逸脱して異常増殖した腫瘍が、増大したり転移したりして私たちの体を蝕み、生命を脅かすものをがんと呼んでいるのである。

厳密にいえば、心臓にも腫瘍は発生する。心臓における最も頻度の高い腫瘍は、心房に発生する粘液腫である。しかし、そのほとんどは良性である。だからがんになる可能性は非常に低い。心臓がんという言葉を耳にしないのは、そのほとんどが良性の腫瘍だからなのである。

では、なぜ心筋細胞の腫瘍は悪性になりにくいのだろうか。その理由としては、次のことが考えられている。

第一に、心筋細胞は生後すぐに一時的に分裂するものの、その後は分裂能を失うため、そもそも異常増殖をしないこと。これは横紋筋の特徴なのだが、分裂能を失うことと引き換えに、最終的に心筋の完成品として成熟するに至る過程を順次、進んでいくのである。

第二に、心筋細胞はほかの細胞と異なり、酸素の消費量が非常に多いことから、つねに活性酸素に曝《さら》されているため、その消去システムが高度に発達していること。活性酸素はＤＮＡを傷つけて異常な細胞を生みだすなど、細胞のがん化の原因となるものだが、心筋細胞はその防御態勢をもっているために、がん化しにくいとも考えられている。

さらには、心臓の内部では非常に速い血流が生じているため、転移性のがん細胞が生着しにくいことから、心臓は各種のがんが転移することも非常に少ないとされている。

心臓はどのように発生するのか

では心臓という臓器はいつ、どのようにして形成されるのだろうか。ヒトの心臓の発生を例にとって、みていこう（図0－5）。

ヒトの胎児では、発生の最も初期（15日目頃）に、「原腸」と呼ばれる腸管のもとのようなものが形成される。原腸は、胚の前側（口に相当する）と後ろ側（肛門に相当する）で陥入が起こることによってできる。原腸が形成されると同時に、原腸の上側すなわち原腸からみて背中側にある胚盤の表面に原始線条というものができてくる。心臓はこの原始線条を起源として、中胚葉系細胞から発生すると考えられている。なかでもとくに頭側中胚葉にある細胞集団が、発生上最も早くに第一心臓予定領域というものを正中に対して左右に形成する。胎生約3週目に入ると、この左右の細胞が腹側正中部で融合し、原始心筒と呼ばれる1本の管ができあがる。これがもともとの心臓の原型とされている。このとき初めて、血液を送り出すポンプとして駆動を開始し、以後、生涯にわたって休むことなくはたらきつづけるのである。

このように、ヒトの心臓は最初、長い管状の構造物としてつくられる。しかし、これではあの複雑な四つの部屋をもつにはほど遠い。じつは、このあと胎生1ヵ月ごろから、この原始心筒は

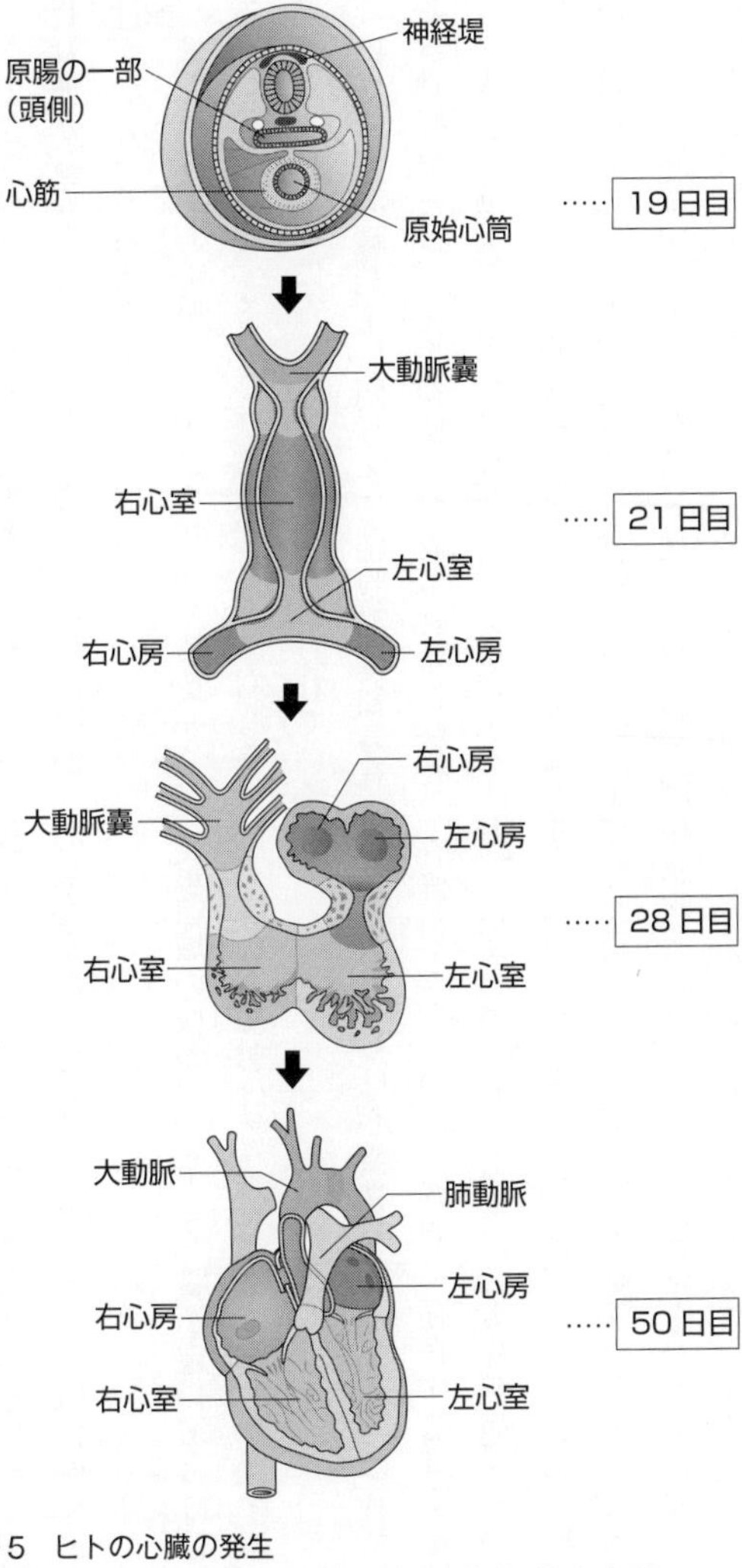

図0-5　ヒトの心臓の発生
28日目でルーピングが起きている（参考文献［3］を改変）

右側に向かってS字状に突出するようにしてルーピングする。つまり、方向を2回変えるように180度ずつ折れ曲がるのである。こうして一直線だった管が、心臓の本来あるべき位置で2回折れ曲がることで、心房間・心室間には中隔が、心房心室間には弁が形成され、心臓に四つの部屋がつくられるのである。

また、これら心臓の主要部を構成する第一心臓予定領域のほかに、第二心臓予定領域と呼ばれる細胞群も存在する。これらは、とくに右心室や両心房などにおける特定の細胞へと分化することで、心臓形成に寄与していると考えられている。

ほかにも心臓発生に関与する細胞群は知られていて、それらは心臓神経堤《しんけいてい》細胞と呼ばれている。神経堤とは、発生初期に形成される神経管（脊髄のもと）の左右背側に存在する細胞集団で、非常に遊走能（細胞自身がもつ、移動する能力）に富んでおり、さらには多分化能をもっている。したがって心臓神経堤細胞は、さまざまな細胞に分化することが可能である。この細胞群の正常な遊走が障害されると、心臓から血液が出ていく道である流出路（大動脈弓など）の異常に加え、頸部から胸部にかけて存在する胸腺や副甲状腺と呼ばれる臓器の異常を合併する先天性心疾患を発生する。このことから心臓神経堤細胞も、心臓予定領域細胞と同様に心臓発生に重要な役割を担っていることがわかる。

ほかの脊椎動物の心臓

ヒトの心臓はほかの脊椎動物の心臓と大差はないので、ヒト以外の脊椎動物における心臓の発生も大きな相違点はなく、やはり、最初は1本の管のような原始心筒から形成される。しかし、このような普遍的な構造をベースとしながら、その部屋数は動物によって異なってくる。

魚類の心臓は一心房一心室、すなわち二部屋構造である。しかし肺魚や両生類・カメ類の心臓は二心房一心室、したがって三部屋構造となり、さらに哺乳類・鳥類・ワニ類の心臓は原則として二心房二心室、すなわち四部屋構造となっている。

このように、生物種によって部屋数が違うのは、なぜだろうか。

おそらく、陸上生活をするために鰓《えら》呼吸を捨てて肺という臓器をもつことになった動物は、肺への血流を送り出し、一方では肺からの血流を受けるために、少なくとも心房が二つ必要になったと考えられる。したがって、陸上動物には少なくとも三部屋（心室と二つの心房）なくてはならないことになる。

ところが、同じ陸上動物であっても、カメは心室が左右に明確に分かれず三部屋であるのに対して、ワニは心室が完全に分離していて、四部屋となっている。これはなぜなのか、その理由はいまだによくわかっていない。ただ三部屋か四部屋かの違いは、それぞれの種の運動量または活動度の違いを反映しているようにはみえる。おそらくは、左右の心室が完全に分離されていないと、心室内で静脈血と動脈血が混ざりやすくなり、そのことが完全分離の心室と比べれば生物の活動にとって欠点となるのであろう。しかし、それが具体的に、生物にとってどのような不利益となっているのかは、私たちには計りしれないことなのである。

第1章

自律神経についてのある誤解

1日に10万回動くポンプ

誰しもその大切さは知っているけれども、循環器系の疾患にでもかからないかぎり、ふだんその存在が意識されることは少ないであろう「心臓」という臓器の正体を、これから一緒に探っていきたい。はたして、これまで「あたりまえ」とされてきたことの何があたりまえでなくなったのだろうか。心臓はどのように再定義されるのだろうか。

〈心臓とは、全身の臓器へ十分な血液を供給するポンプとしての役割をもつ臓器である〉

心臓の機能について読者の方々はおそらく、高校の生物の授業でそう学習されたはずである。具体的には、心臓は次のようなはたらきをしていることもご存じだろう。

〈肺において十分なガス交換を経て、酸素濃度が低下した静脈血から正常なレベルの動脈血となった血液を、一定の血圧のもとで全身へ送り出す〉

心臓はそのために、1分間で約60〜90回の収縮と拡張を繰り返している。これがつまり、一般成人の平均の心拍数（または脈拍数）である。序章でも述べたように、心臓の四つの部屋のうち右心房にある洞房結節と呼ばれる組織の中の、ペースメーカー細胞という特殊細胞によって、みずから規則正しい心拍を刻んでいるのだ。1日ではおよそ10万回も拡張と収縮を繰り返し、血液

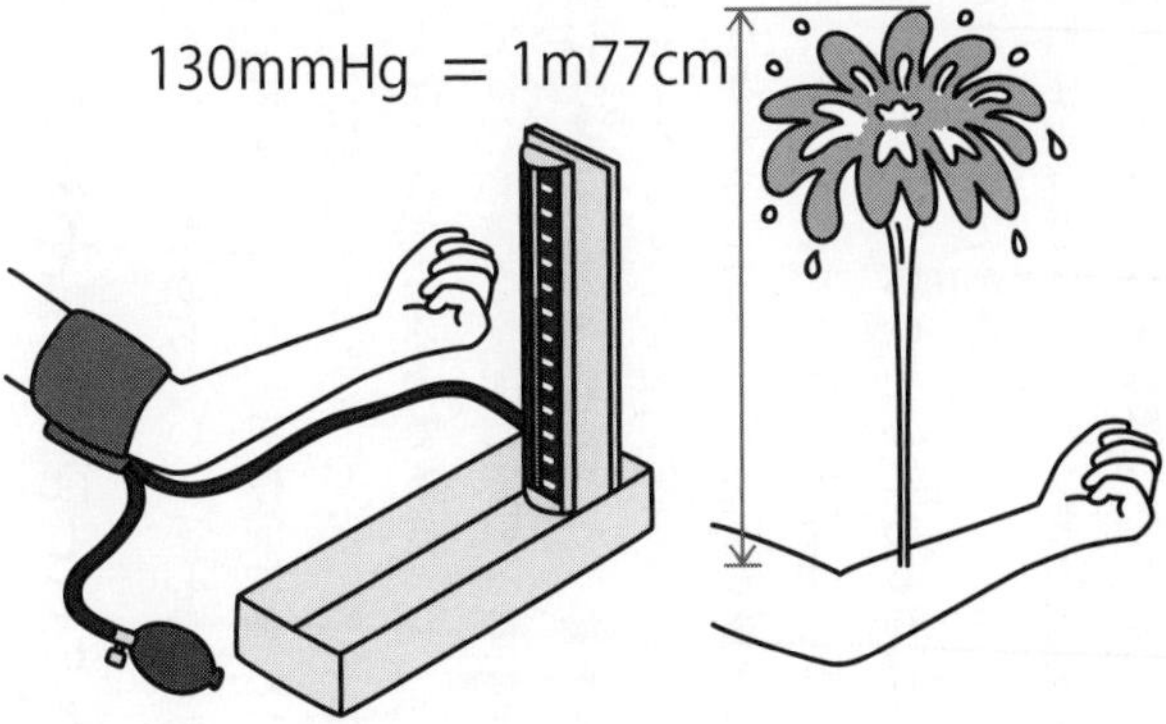

図1－1　血圧とはこういうことである

を休みなく心臓の外へ駆出するポンプ機能を果たしていることになる。

このとき血液を押し出す圧力は、水銀柱でいえば、ほぼ０㎜（水銀柱でいうところの０㎜Hg）から、１３０～１４０㎜（㎜Hg）にまで水銀を押し上げる仕事に相当する。水銀柱を水柱に換算すれば、ほぼ１・77ｍの高さに匹敵する（図１－１）。つまり心臓は、水をそれだけ持ち上げる仕事を1日に10万回、黙々とこなしているのである。この世に生を享《う》けたら最後、途中で休むこともなく、怠けることもなく、生命の終焉まで心臓ははたらきつづける。そのような心臓の機能を意識的に止めることは不可能であり、持ち主の意識によって自由自在に操ることもできないことは、常識的に考えて明らかであろう。その意味で心臓とは、「自律性」をもつ臓器なのである。

何が心臓を支配しているのか

しかし、だからといって心臓という臓器は決して、自分自身の「意思」で勝手に動いているわけではない。一見、自律的に動いているようにも思える心臓は、じつは神経によって完全に支配（または制御）されている。脈を自動的に刻むペースメーカー細胞の機能が、神経の一部によって支配されているのである。

では、心臓を支配している神経とは何だろうか。それが「自律神経」である。この名は読者も耳にすることが多いと思う。最近では健康についてのテレビの情報番組や出版物などでも、よく散見するようになっている。

ひとくちに神経といってもさまざまな名前のついたものがあるが、体の中での位置関係という観点から分類すると、神経は「中枢神経」と「末梢神経」の二つに分けられる。中枢神経とは脳や脊髄など、体の中心にある神経であり、末梢神経とは中枢神経から延びて体の末端に張り巡らされた神経である。

自律神経とは、このうち末梢神経の一部をなす神経である。心臓をはじめ、体内のさまざまな臓器はこれら自律神経を介して、中枢神経によって支配されているのである。

生物をとりまく外的環境は、刻一刻とリアルタイムで変化していく。体内のさまざまな臓器もそれに対して適切に反応しなければ、私たちは生き抜くことはできない。たとえば生物の活動が環境の変化によって安静な状態から活発な状態に変わっても、もし各臓器のはたらきがまったくそれに呼応せずに安静状態のままであれば、その生物は生存することが難しくなるだろう。

しかし、それぞれの臓器は自分の持ち場での仕事をこなすのに精いっぱいで、環境にあわせてはたらきをコントロールするところまではなかなか手が回らない。ましてや、休むことも許されずに重労働を続ける心臓に、そうした機能まで押しつけるのは、酷な話といえるだろう。

そこで、環境の変化にあわせて体内の臓器の機能を調節するためのシステムが必要になってくる。それが自律神経なのである。

自律神経は私たちがそのはたらきを意識することができない神経系である。その点で、運動神経や知覚神経などの体性神経と対照的である。自律神経は呼吸や循環、そして血圧調節といった、私たちの生存に直結する機能を制御していて、心臓もその支配下にある。末梢神経である自律神経は中枢神経の延長であり、中枢神経はいわば脳の延長である。つまり心臓は、結局のところ脳によって支配されているのである。

よく「心」は体のどこにあるのか、といった問題が議論されるが、その答えとして「心は心臓にある」と考えている人も多いと思う。たしかに私たちの心臓は心の動きにともなって、早鐘のように動悸《どうき》が激しくもなれば、ゆったりと穏やかに脈打つこともある。しかし、それらは自律神経の調節作用によるものであり、つまるところ、脳の仕業《しわざ》なのである。したがって、もし「心は心臓にある」と言うならば、厳密には「心は脳にある」と言わなくてはならないのである。

「昼の神経」と「夜の神経」

では、自律神経がどのようにして心臓を支配し、制御しているのかについて、さらに踏み込んで見ていきたい。

私たちヒトを含む、一定の進化をとげた動物の自律神経は、その機能の面からみて2種類に分けられる。すなわち「交感神経」と「副交感神経」である。

交感神経は動物の活動度が高まったとき、体内をそれに合わせて戦闘モードにするシステムであり、副交感神経は逆に、戦闘モードから体を解放し、安静な状態にするシステムである。ごく簡単にいえば、運動や仕事などで体を活発に動かす必要がある昼間に優位にはたらいているのが交感神経であり、夜間などに寝ているときや休息しているときに優位にはたらいているのが副交感神経ということになるだろう。

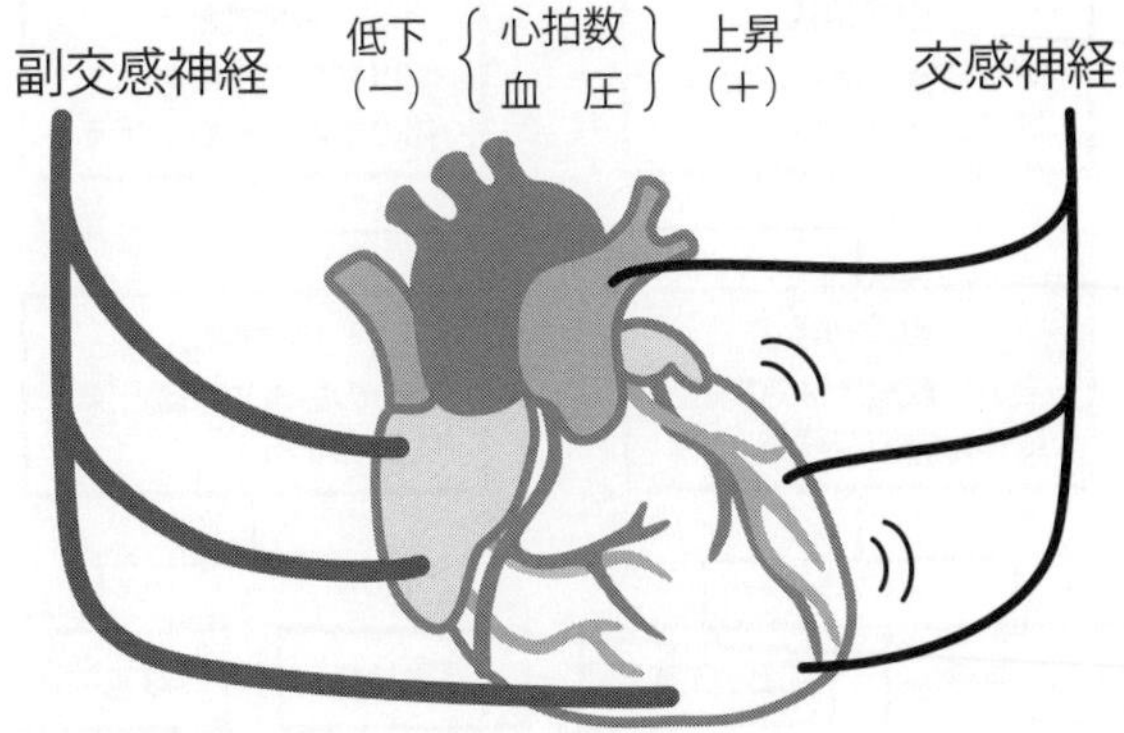

図1－2　心臓を支配する２つの自律神経

そして心臓にも、この二つの自律神経が入力していて、それぞれは次のようなはたらきをして心臓を支配している（図１－２：ただし、後述するようにこの図は正確なものではなくイメージのみを示している）。

交感神経は心拍数を上昇させ、心筋収縮力を増加させ、全身の血圧を上昇させる。激しい運動をしたときに起きる循環器系の変化などはみな、交感神経によって引き起こされている。

副交感神経のほうは、心臓に分布しているものは目で見える非常に太い神経であり、「迷走神経」という別の名前で呼ばれることが多い。全身で副交感神経の活動が優位になると、心臓ではそれにともなって迷走神経が興奮し、心拍数を低下させる。また、交感神経による血管抵抗上昇の作用を抑え、全身で血圧が低下する方向に向かうことになる。

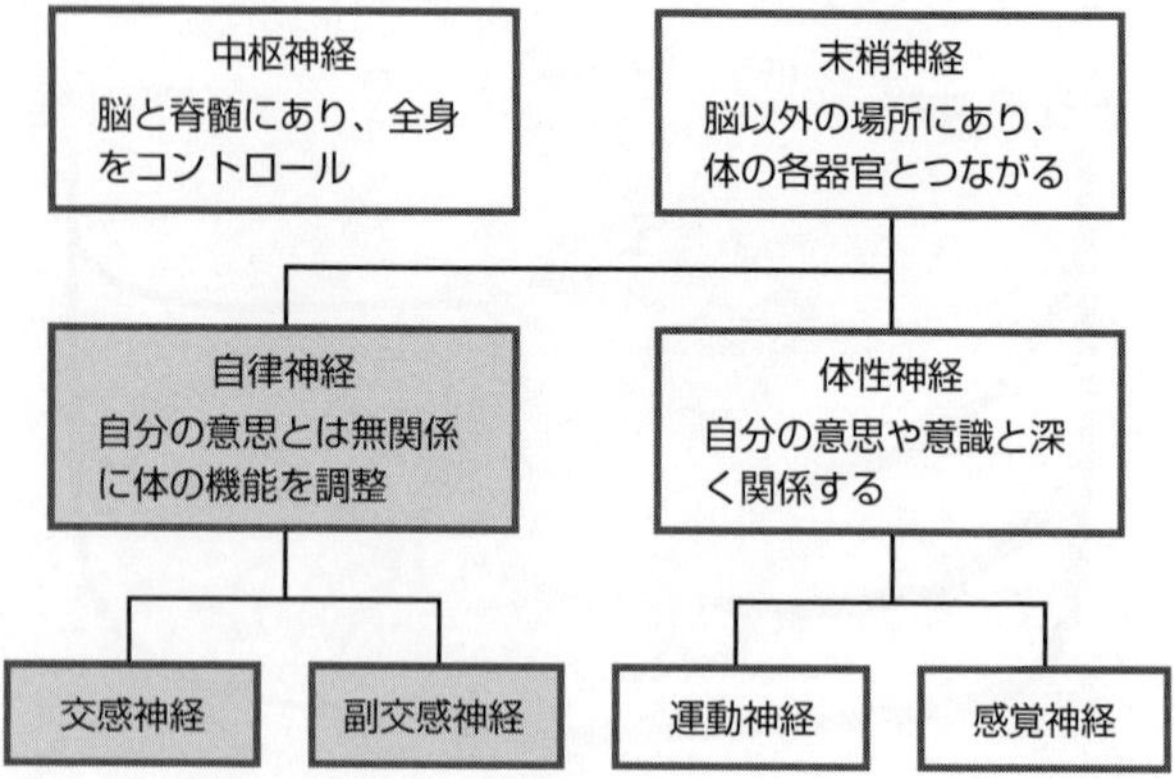

表1－1　神経の分類

自動車にたとえれば、いわば交感神経がアクセル、副交感神経がブレーキの役割をはたし、両者が対になって自律神経として機能しているともいえる。これらについては、中学や高校の生物の授業で学んだことがある方も多いだろう。

「副」という字がもたらす誤解

しかし、おそらく多くの読者にとっては、交感神経と副交感神経とを比べたとき、そのはたらきがイメージしやすいのは交感神経なのではないだろうか。なぜなら交感神経のほうが、その効果が明確だからである。

交感神経の活動が亢進《こうしん》（活発になること）すれば、睡眠時間が短くなる。朝早くに覚醒しても目覚めはすこぶるよく、すぐに体も頭も活発に動きはじめる。朝食はしっかり食べて、きょう一日の課題に対する意欲をみなぎらせて家を飛び出し、職場に到着するや張り切って仕事を始める——そのような前向きでエネルギッシュなイメージが、交感神経にはある。

それに対して、副交感神経の活動が亢進した状況というのはどうだろうか。交感神経とは反対の作用であることはわかるのだが、実際にそれがどのような状態かは不明瞭で、なんともイメージしがたい。

そもそも、その名前からして後ろ向きなイメージがつきまとう。英語で表記すると、交感神経系はsympathetic nervous systemであり、副交感神経系はparasympathetic nervous systemとなる。para-という接頭語は「周囲の」または「傍ら」という意味であり、必ずしもネガティブなニュアンスは含まれないのだが、これを日本語では「副」と訳してしまったところに問題がある。この命名こそが、とくに日本において、副交感神経のステータスを交感神経に比して非常に分が悪いものにしてしまった原因ではないかと筆者は考えるのである。

「副」という文字から連想されるイメージは、主従の関係でいうと「従」であり、あまり重要ではないもの、あってもなくてもどちらでもよいもの、というメッセージがそこから感じとれてしまう。おそらく多くの読者が副交感神経に対して抱いているイメージも、そのようなものなのではないだろうか。

しかし、結論からいうとそれは間違っている。副交感神経とは、決してなくてもよいものではない。本書でこのあとくわしく述べていくが、心臓においてそれは、ほかには代えがたい「主」としての生理機能が備わっているのである。にもかかわらず、自律神経において副交感神経はあくまで「副」でしかなく、心臓において主たる機能をはたしているのは交感神経であるという認識が、長きにわたって「あたりまえ」とされてきたのである。

もっとも、ほかの言語圏においても、このような傾向に大きな違いはない。プラスのイメージが強い交感神経に対して、マイナスのイメージがつきまとう副交感神経は、おそらく相対的に研究の対象にはなりにくかったのではないだろうか。その証拠に、自律神経における研究のこれまでの歴史をひもといても、圧倒的に交感神経を対象にしたものが多い。

本書を手にとっていただいた読者の方々にはぜひ、この「副」交感神経という誤ったイメージを払拭していただきたい。それが筆者からの願いである。

以下の章ではまず、これまでの古典的な自律神経像にもとづき、心臓の機能が交感神経によっていかに支配されているかという、常識に則った話を展開する。とくに私たちにとって非常に大切な、血圧を一定のレベルに保つ血圧制御機構においては、交感神経系のはたらきはまさに不可欠のものなのである。

そのあと、筆者らの発見によって明らかになってきた、古典的常識を覆す副交感神経の機能について紹介することにしよう。

第2章 交感神経の絶大な力

生命の維持に不可欠な血圧制御機構

心臓の最も重要な生理学的機能は、これまでも述べたように十分な血液を全身の末梢組織にくまなく供給することである。「循環器系」という呼び名は心臓と血管の両者を含めたものを指しているが、心臓の機能はまさに「循環」の一語に尽きる。ここで「十分な」とあえてつけ加えたのは、血液を心臓から送り出すときに十分な量の供給を可能にするためには、一定以上の血圧を維持しなければならないことをあらためて強調したかったからである。繰り返すが私たち生体にとって、血液が心臓から大血管を経てさまざまな臓器に流れる過程において、ある一定レベルの血圧を維持することがきわめて重要である。そのために自律神経のうちの交感神経がいかに貢献しているかについて、これから述べたいと思う。

さきほど、心臓は血圧を0から130㎜Hgまで上昇させるポンプであると述べた。これは動脈血を腕からまっすぐ垂直に、重力に逆らって噴出させたとすると、およそ1m77㎝まで押し上げる力に等しいことも前述した。心臓の機能が正常であるということは、これだけの圧力を生みだすという重労働ができることと同じ意味であると考えてよい。血圧を維持するという生体の大目的のための第一段階は、これがクリアできていればまずは問題ないのである。

ところが、これだけでは生体の血圧を十分に維持する機構としては、じつは「十分」ではない。たとえば、もしも心臓の機能が急激に低下するようなアクシデントが起こった場合、具体的には心臓を養う栄養血管である冠動脈の一部が、なんらかの原因によって閉塞する急性心筋梗塞が起こった場合、心臓のポンプとしての機能がそれだけで著しく損なわれてしまったとしたら、私たちの血圧は急降下したまま、回復することはないであろう。それは、私たちの生命がただちに脅かされることを意味する。これでは急性心筋梗塞は死亡率100％の疾患ということになってしまう。

しかし実際には、そうはならない。非常に多くの人が、心筋梗塞を起こしてもやがてその状態から脱して、ある一定以上の血圧を保つことができるようになり、最終的には命に別状なく外来に通っているというのが現実である。ということは、たとえ心機能が低下していったん血圧維持が難しくなったとしても、血圧が低下したままにはならない機構が生体内にはたらいていることが想像される。それが「血圧制御機構」である。これは循環調節機構または血圧調節機構とも呼ばれるが、いずれも同じものを指すと考えていただいてかまわない。

この機構こそは交感神経系が「主役」として活躍する舞台となるところなので、これからくわしく述べていこう。

3種類の制御スピード

まず読者の方々には、「血圧制御」とは決して心臓というたった一つの臓器だけでなされるものではないことをご留意いただきたい。本書ではここまで心臓に限定して話を進めているが、血圧は心臓のみで調節しているわけではないのである。

血圧制御に関与している臓器には、心臓のほかにも、脳・腎臓・副腎・血管・自律神経などがある。それぞれの臓器の機能が異なるように、その血圧制御のしかたも異なるのだが、さらに複雑なことには、それぞれの臓器によって、血圧制御のスピードも異なるのである。つまり、複数のプレーヤーがそれぞれ特異的な能力を発揮し、しかも互いに異なるスピードでそれを遂行しているところに、血圧制御機構のユニークで、かつ重要な特徴がある。

それぞれの血圧制御機構を、その制御スピードにより分類すると図2－1のようになる。大きく分ければ、

①秒単位から分単位での短期的な制御（非常に速い制御）
②時間単位での中期的な制御
③日単位から週単位での長期的な制御（非常にゆっくりとした制御）

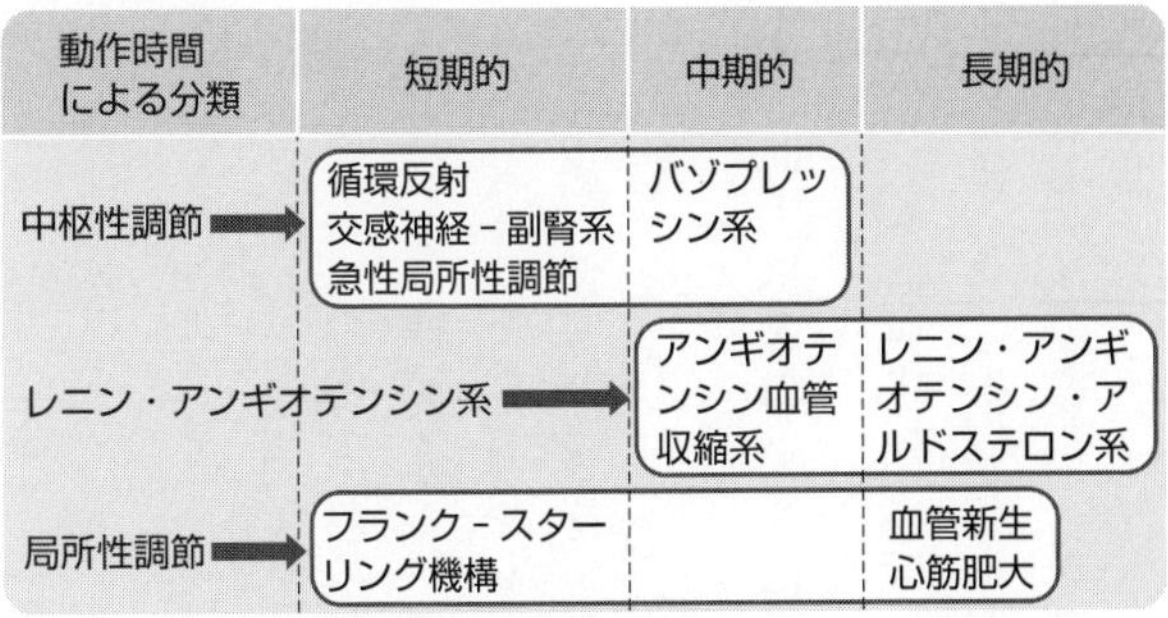

図2－1　動作時間で分類した血圧制御機構（参考文献［1］を改変）

という3種類で血圧制御機構は成り立っている（それぞれの臓器がどれに該当するかは後述）。

血圧低下が生じた場合、まず①の機構がはたらく。それによって、瞬時に血圧がもとのレベルに戻り安定化すれば、②と③の制御機構は作動しなくてもよい。しかし、①の制御機構では血圧を維持できなければ②の機構がはたらき、それでも血圧維持が困難な場合は③の機構がはたらく。このように各機構は3段階のバックアップ態勢をとっている。もしも③の制御機構がはたらいても血圧が安定化しない場合は、①②③すべての機構が最大限かつ、半永久的に活性化されつづけることになる。

血圧制御機構はこのようなしくみで、つねに一定の緊張度をもってはたらいている。とくに①と②の機構にいたっては、秒単位から時間単位という間隔でリアルタイムに血圧をセンス（感知）しつつそのレベルを一定に保つため、絶え間なくチューニングをしている。瞬時でも休むと、それまで保たれていた血圧が一挙に低下してしまうからである。

この「リアルタイムチューニング」というしくみの大変さは、以下のようにたとえればおわかりいただけるのではないだろうか。私たちは仕事であれ勉強であれ、ある程度がんばって、その結果ある一定の成果を収められれば、少しの休息を求めたくなるのが普通である。ところが血圧制御機構では残念ながら、そうはいかない。たとえ血圧を平衡状態、つまり正常の範囲内に保つために並々ならぬ苦労をしたとしても、その結果に満足して手を休めるわけにはいかない。その平衡状態を恒常的に維持するために、ずっと緊張を継続しなければならない運命に置かれているのである。

血圧はどのように感知されるのか

ひとくちに血圧といっても、健康診断でも「上」(最大血圧)、「下」(最小血圧)という言い方をするように、その数値は一通りではない。「上」を収縮期血圧、「下」を拡張期血圧と呼ぶことはご存じの読者も多いと思う。ただいずれにしても、私たちが一般的に想起するこれらの血圧とは、動脈血圧のことである。動脈血圧は心臓に比較的近い上腕で測定され、収縮期血圧は通常、

90㎜Hgを超えることが多い。だが一方で、血圧には静脈血圧もある。静脈血圧とは心臓に還ってくる血液の血圧であり、通常は20㎜Hgを超えることはない。とくに心臓への最後の通り道である上大静脈・下大静脈においては、その圧はほぼ一桁でしかなく、0㎜Hgに近い値を示すことさえある。

このように私たちの生体において血圧というときは、圧が高い動脈血圧（高圧系という）と、圧が低い静脈血圧（低圧系という）に分けられる。それぞれの血圧は、変化する範囲が高圧系ではおよそ90～130㎜Hgであるのに対して、低圧系ではおよそ0～20㎜Hgとまったく異なるため、血圧制御機構が血圧をセ

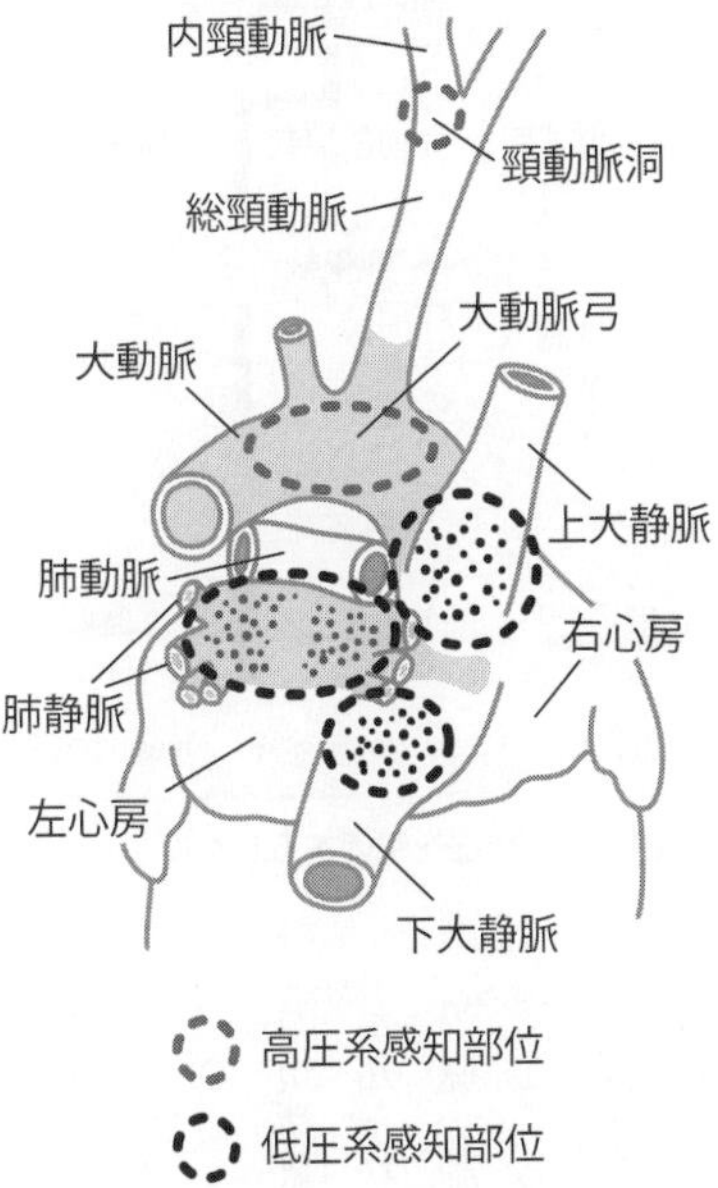

図2-2　血圧を感知する部位（参考文献［1］を改変）

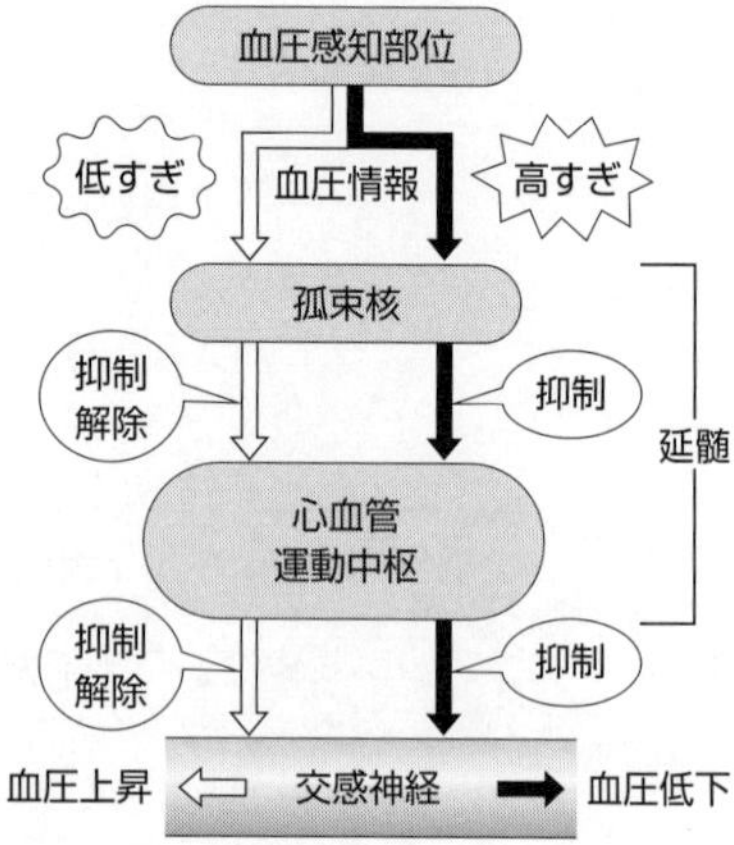

図2－3　血圧を制御するしくみ

ンスする場所、つまり圧受容器も、別々に存在している（図２－２）。

高圧系の圧受容器は、一般的には心臓を出てすぐのところにある大動脈弓、および総頸動脈から内頸動脈に分岐した直後のところにある頸動脈洞が知られている。一方、低圧系の圧受容器は、大静脈・肺静脈のそれぞれ右心房・左心房接合部の付近にあるとされている。

高圧系と低圧系では圧をセンスする方法にも、血液の流速を感知するか、流量を感知するかという違いがある。高圧系は血管内の流量よりもむしろ、流速に応じた圧を感知するのに適していて、低圧系は静脈還流量、すなわち心臓に還ってくる血液の流量に応じた圧を感知するのを得意としている。

いずれの圧受容器においても、血圧がある閾値《いきち》を超えて高すぎる、あるいは低すぎるレベルにあることを感知すると、その情報は脳の中の延髄へと伝えられる。最終的には「孤束核《こそくかく》」という部位が情報を受けとり、血圧が高すぎるか、低すぎるかによってその後の対応が分かれるのである（図2－3）。

血圧が正常域を超えて高くなりすぎた場合、延髄の背側にある孤束核が受けとった情報は、延髄腹側にある心血管運動中枢（RVLM＝rostral ventrolateral medulla）に対して、抑制性の情報に変換されて、RVLMを抑制する。その結果、その後ろの脊髄において交感神経の経路を抑制して、心拍数・心筋収縮・血管収縮を抑え血圧を正常レベルにまで下げる。

一方で、血圧が低くなりすぎた場合は、その情報が孤束核に伝えられると交感神経への抑制が解除されて、血圧制御機構が活性化される。血圧低下が著しいとき、血圧制御機構は具体的には、以下のような対応をとる。

（A）飲水行動の促進による水分摂取の積極化
（B）腸管や腎臓におけるナトリウム・水の再吸収の亢進
（C）抗利尿ホルモンであるバゾプレッシンの分泌を亢進し、尿量を減らして水分喪失を抑制
（D）レニン・アンギオテンシン・アルドステロン系という血圧制御システム（後述）を亢進
（E）交感神経の亢進による血管収縮

これらの結果として、体内にナトリウムと水を貯留させ、また、血管を収縮させることで、血

圧を上昇させるのである。

このように、高圧系と低圧系では感知する部位も異なるうえ、インプットされた情報を中枢で処理してアウトプットする手段も、さまざまな部位で、さまざまな方法が採られている。血圧を制御するしくみがいかに複雑かつ精巧にできているかがおわかりいただけると思う。

血圧制御システムとしての交感神経

読者はすでに、いま述べた具体的な血圧制御の手段の中に「交感神経」という言葉がいくつか見られることに気づかれていると思う。じつは血圧制御には二つの大きなシステムがあり、そのうちの一つを担っているのが、まさに交感神経なのである。

本書でこれまでに紹介してきた交感神経のはたらきとは、心臓についていえば、この神経が興奮することにより心拍数と心筋収縮能力が増加し、その結果、血圧も上昇するというものであった。

しかし、交感神経がターゲットとする臓器は、心臓だけではない。第一には心臓なのだが、第二に重要なターゲット臓器としては、血管がある。じつは私たちの血圧は、交感神経が血管を支配していればこそ、日常的に遭遇するどのような環境変化に曝されても、下がりすぎることなく一定のレベルに維持されているのである。

心臓を収縮させれば血圧も上昇しそうだということは、読者にもなんとなく予想がつくであろう。ところが、ポンプとしての心臓機能が増加しても、じつは血圧上昇への寄与は意外に小さいのである。むしろ血圧とは、血管が収縮する程度、つまり血管がある一定の緊張度を保つように血管の太さ（血管内腔径）を交感神経が調節することで、維持されているものなのである。

その証拠に、もし血管の緊張度を、交感神経の機能をブロックすることで過度に緩めると、たとえ心臓のポンプ機能が正常であっても血圧は一挙に下がってしまう。たとえば、手術の際に腰椎麻酔をするときは、血圧が必要以上に下がらないように麻酔薬を腰部にとどめ、脊髄の上位レベルに行かないような措置をするのだが、ときにそれが十分にできず、血圧が急激に下がる場合がある。これは交感神経遠心路における脊髄経路が、麻酔薬により抑制されることによる。それでも心臓のポンプ機能が正常であれば、血圧が下がってもそれを元に戻そうと心臓の機能が亢進して、やがては血圧を戻すことができそうに思われるかもしれないが、実際はそうならない。図2－4がその例で、患者に昇圧剤としてノルアドレナリンを投与したにもかかわらず効果は持続せず、すぐにまた血圧が低下している。

心臓だけでは血圧は維持できないのである。

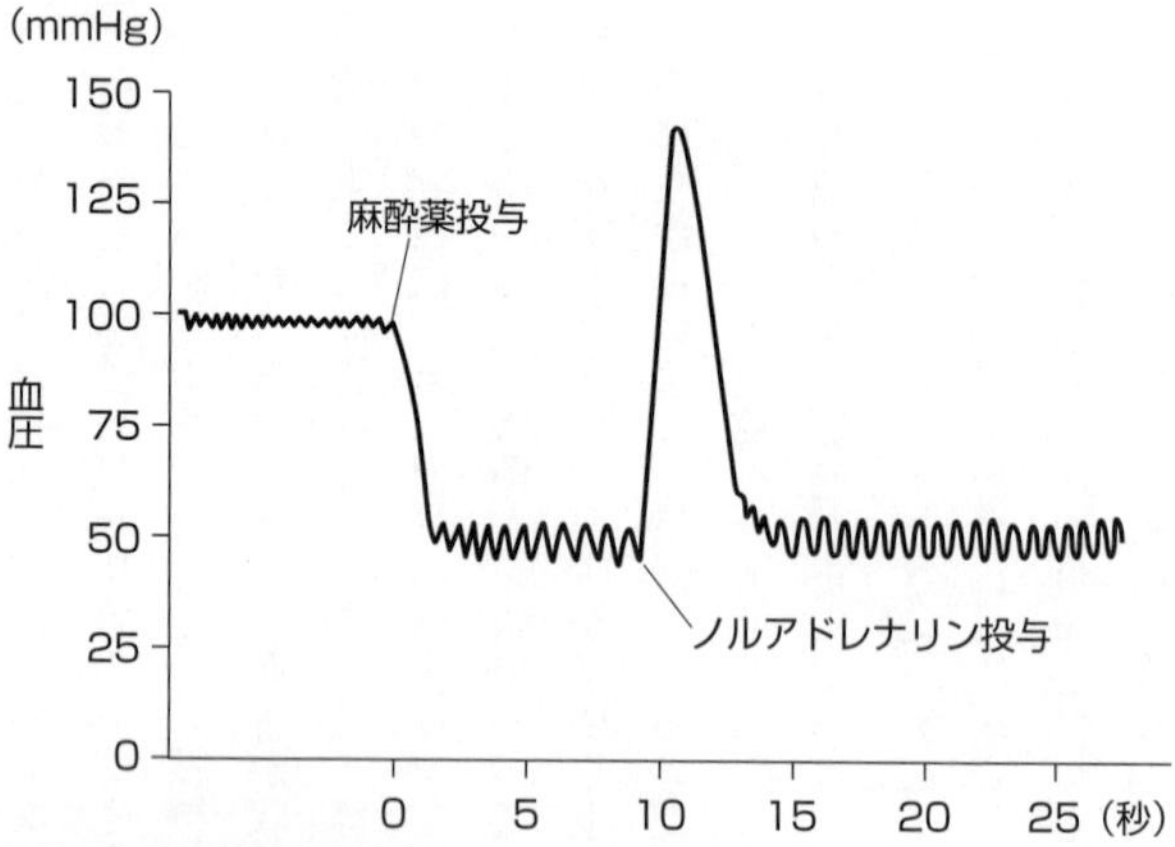

図2－4　腰椎麻酔の効きすぎによる血圧降下とノルアドレナリンによる昇圧時間（参考文献［23］を改変）

図2－4を見れば、血圧の最大値は約100㎜Hg、最小値は約50㎜Hgであるから、血圧低下の割合は約50％ほどである。すなわち心臓機能が正常であるにもかかわらず、血圧が50％も低下しているのである。このことは、交感神経による血管のコントロールが、血圧制御という仕事全体のじつに約50％を担っていることを物語っているのである。

リアルタイムチューニングの重要さ

こうした交感神経による血圧制御は、動作時間が非常に短く、秒単位で進行する。先に紹介した制御時間による①～③の分類では①にあたり、まさにリアルタイムチューニングの名にふさわしいスピードで制御されているのである。

　この精巧なしくみに異常をきたす疾患の例としては、シャイ－ドレーガー症候群（Shy-Drager syndrome）という脊髄小脳変性症の一病型がある。これは、かなり長い年月を経て自律神経が変性することで、その機能が失われる神経変性疾患である。すると当然、交感神経も機能不全となるので、血圧を一定に保つことができなくなる。正常なヒトは、体位や姿勢を急に変化させても血圧が大きく変動することはないが、この疾患に罹患すると、たとえば寝ている状態から急に立ち上がっただけで、重力の関係で血液が足の末梢から心臓に戻ってくることが困難となり、静脈血量不足により血圧が急激に低下してしまうのである。

　図2－5は血圧調節機能を失わせたイヌの例である。上段は正常なイヌの血圧で、収縮期・拡張期ともほぼ一定の範囲内（下が80㎜Hg、上が120㎜Hg）にコントロールされているが、下段の血圧調節機能を失ったイヌの血圧は40㎜Hgから200㎜Hgまで、ジェットコースターのように急上昇・急降下を繰り返している。同様のことがヒトに生ずれば、一過性脳血流低下が起こり、意識を失うなど、通常の日常生活を送ることが困難となってしまうのである。

　読者の方々も小学生や中学生のころ、朝礼の途中で意識を失ったり、気分が悪くなってしゃがみこんだり倒れてしまったりした経験があるかもしれない。あるいは周囲にそういう生徒がいたかもしれない。それらは起立性調節障害という部類の、自律神経機能の未発達によって起こるも

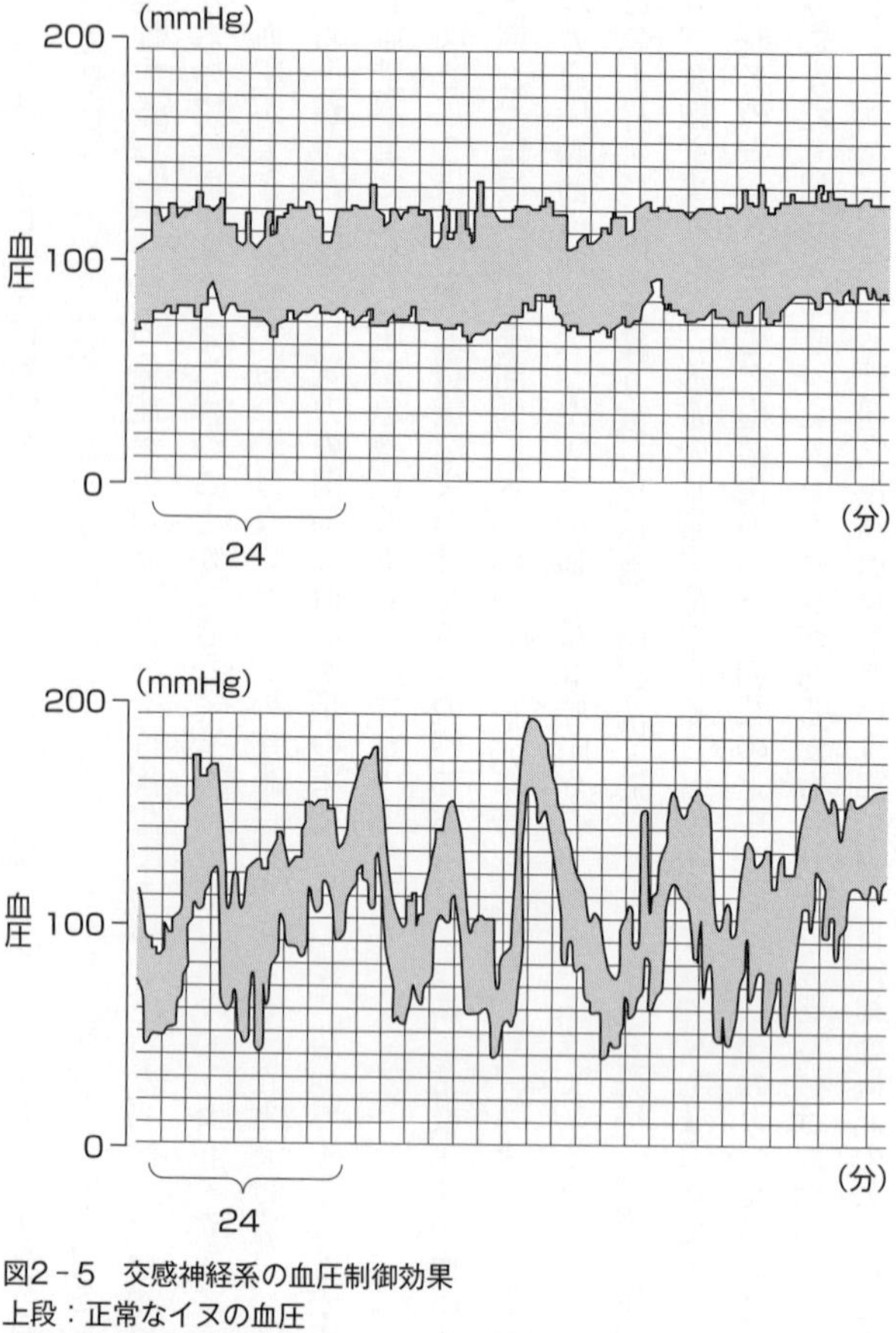

図2-5　交感神経系の血圧制御効果
上段：正常なイヌの血圧
下段：血圧調節機能を失ったイヌの血圧
（参考文献［23］を改変）

のがほとんどであり、この疾患とは大きく異なるが、交感神経の機能が失われると、これと似た症状を日常的にきたしてしまうのである。このことを想像すると、姿勢が変化するたびに作動する交感神経のリアルタイムチューニングが私たちにとっていかに重要なものか、ご理解いただけるのではないだろうか。

もう一つの血圧制御システム

このように交感神経は、血圧制御機構の一つとしてきわめて大きな役割を果たしている。ここまでを読まれれば、交感神経こそは心臓における自律神経の「主役」であるとする見方も、至極当然のように思われてくるのではないだろうか。それこそは、筆者のみならず世界の多くの研究者たちもとらわれてきた古典的な心臓観なのであり、心臓が本来もっていたある能力が見逃されたままとなった理由でもあった。次章からはいよいよ、筆者らの発見によってそれが覆されていく過程を述べていく。

ただその前にここで、交感神経と並ぶもう一つの血圧制御システムについて、少しだけ紹介しておきたい。本書のテーマと直接には関係ないのだが、動物の進化という観点からみて非常に面白いことがわかってきたからである。もちろん先を急ぎたい方は、第3章へスキップしていただ

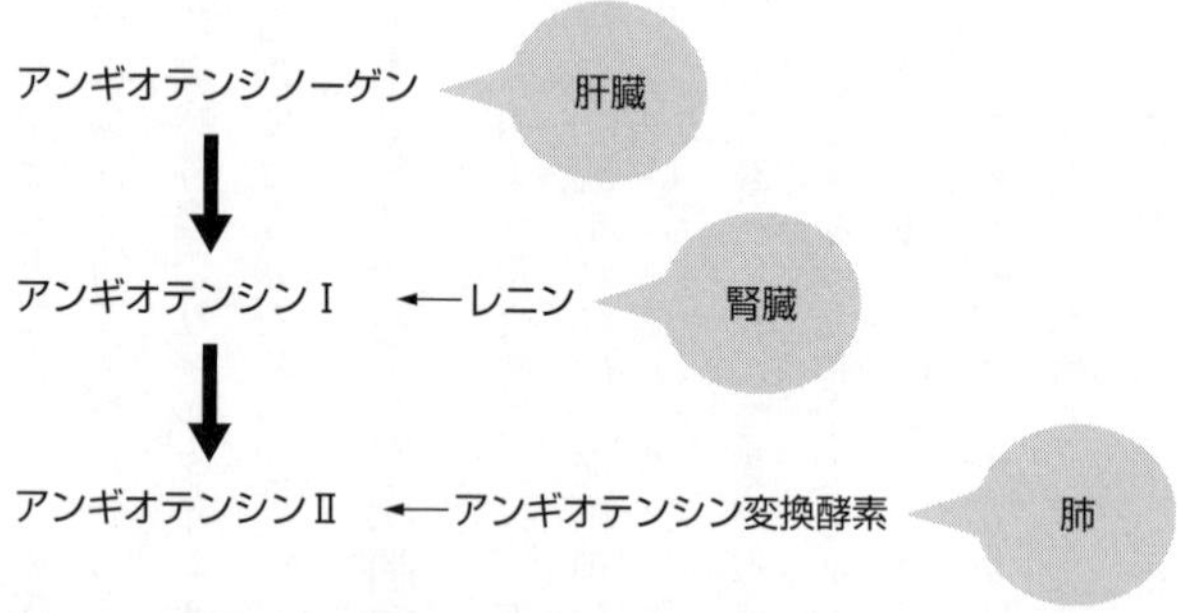

図2－6　さまざまな臓器が関与するRAAS

いてまったく差し支えない。

そのシステムは（舌を嚙みそうな名前だが）レニン・アンギオテンシン・アルドステロン系という。以後は「RAAS」と表記する。これは、前述した血圧が低くなりすぎたときの（A）から（E）の対応のうち、（D）を担うシステムである。具体的には、おもに腎臓や副腎などにはたらきかけて、水とナトリウムが排尿などによって体外に失われるのを防ぎ、体内に貯留させるためのしくみである。

この方法での血圧制御には時間がかかり、制御スピードによる分類では、③の日単位から週単位という非常にゆっくりとしたものである。また、交感神経が血液の「圧」をセンスしてその調節に重きを置くのに対して、RAASは循環血液量、すなわち血管内を流れる血液の「量」を調節することで血圧を制御するという違いがある。さらに、交感神経の中枢が前述したRVLM（心血管運動中枢）にあり、臓器としては脳（延髄）に特定されるのに対して、ＲＡＡＳでは中心的役割をはたしている臓器がどこか一つに決められないところにも特徴がある。いくつもの臓器が複数の代謝産物などを介して、互いに関係しあっているという点が、ＲＡＡＳの最も特異的なところである。

たとえばＲＡＡＳの主要なプレーヤーは、血圧上昇という生理学的作用をもつアンギオテンシンⅡと呼ばれる物質であるが、そのもととなるアンギオテンシノーゲンは、肝臓でつくられる。血圧制御に関わる物質の源が消化器系臓器でつくられるというのは意外であり、非常に興味深い。次にアンギオテンシノーゲンは、腎臓でつくられるレニンという物質によって、より小さな分子量のアンギオテンシンⅠという物質になる。このアンギオテンシンⅠが、肺にあるアンギオテンシン変換酵素によって、さらに分子量が小さいアンギオテンシンⅡになる。このようにＲＡＡＳでは主要プレーヤーが産生される過程を見ても、肝臓、腎臓、肺という三つの臓器が関与する複雑なしくみになっているのである（図２－６）。

動物の陸上進出とＲＡＡＳの意義

ところが、血圧を制御する機構として認識されていたＲＡＡＳに最近、動物にとってより根源的な意味が秘められているのではないかという見方が現れてきた。

私たちの祖先である生物はもともと水の中で生まれ、やがて進化の過程で陸に上がることになった。この水中から陸上へという劇的な生活環境の変化に際して、祖先たちはどのようなリスクを負うことになったのだろうか。水が豊富にある環境から乾燥した陸に上がるのだから、当然、体内の水不足が深刻な問題として浮上したことであろう。この過酷な環境に適応し、生き延びるために祖先が獲得したのが、腎臓という特殊臓器であったと考えられている。

腎臓の生理学的機能には、尿の濾過《ろか》・再吸収、水電解質恒常性の維持、ホルモン産生・分泌などがあるが、このうち、陸上生活をするうえで最も重要なのが水電解質恒常性の維持である。腎臓の最小単位となるネフロンと呼ばれる組織において、水とナトリウムを最大限再吸収し、なるべくそれらを体外に出さないようにすることで、尿は濾しだされた最初の原尿量の95％近くまで水分を再吸収して血液浸透圧の約5倍にも尿を濃縮し、また尿中へのナトリウムの排泄量も数十分の1にまで減少させ、水とナトリウムを体内に保持しているのである。

この尿の濃縮およびナトリウムの再吸収という仕事をしているのは、腎臓のうちの髄質《ずいしつ》と呼ばれる部位である。腎臓を縦に切ったとき、外側の3分の1ほどを囲む皮質で尿がつくられ、内側の3分の2ほどの髄質において、尿の再吸収・濃縮がおこなわれる。つまり髄質は、陸上生物にとって必須の機能を担っている。ところが、この髄質とＲＡＡＳとの間に、じつに意外な関係が見いだされたのである。

ＲＡＳの主要プレーヤーであるアンギオテンシンⅡがアンギオテンシノーゲンからつくられることは前述した。この物質が血圧維持にどれだけ関与しているかを検討するために、アンギオテンシノーゲン産生機能を完全になくしたマウス（アンギオテンシノーゲン遺伝子ノックアウトマウス：以下Ang KO）が作製された。当然ながらAng KOはアンギオテンシンⅡをつくれず、ＲＡＳの機能はすべて失われた。その結果、このマウスはゆっくりと、水・ナトリウムの体内貯留機能を喪失していき、明らかな血圧低下を示した。ここまでは誰もが予想したとおりであった。

ところが、それ以外に驚くべき結果が報告された。Ang KOの腎臓では、髄質が形成されなかったのである（図2－7）。皮質に周囲を囲まれた、本来なら髄質があるべきその場所は、まったくの空洞になっていた。何が起こったのかを詳細に調べてみると、髄質を構成するはずの尿細管細胞が細胞死（アポトーシス）を起こしたために、脱落・消失してしまったと考えられた。

いったいなぜこのようなことになったのだろうか。可能性として、アンギオテンシンⅡが髄質の形成に必要であることが考えられるので、腎臓が成熟する前の新生児期のAng KOにアンギオテンシンⅡを投与してみたところ、確かに今度は髄質の脱落が抑制されたのである。

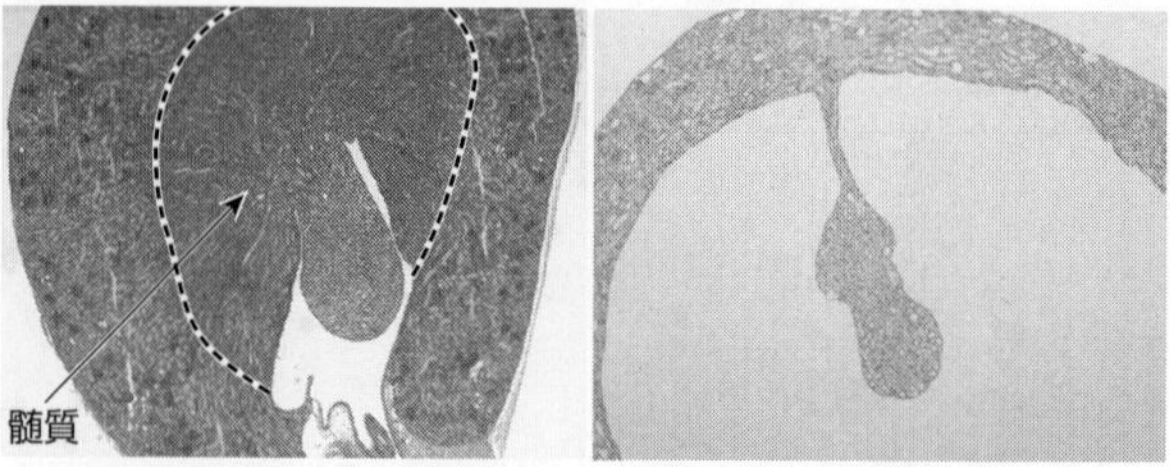

図2－7　通常のマウスの腎臓（左）とAng KOの腎臓（右）
Ang KOでは髄質があるべき場所が白く空洞になっている

これはわれわれも含めた世界の複数の研究組織にとって、非常に驚くべき発見であった。これまでアンギオテンシンⅡは、単に血圧の制御にのみ関係する物質とみられていた。ところがそれだけでなく、陸上生活に不可欠な髄質の発生においても、必須の作用をもっていることが明らかになったのである。

この発見により、現在では次のような見方がなされるようになってきている。私たちの祖先が陸上に進出したとき、最初に獲得したのがＲＡＡＳという機構だったのではないか。ＲＡＡＳとは、第一義としては腎臓の発生のためのしくみだったのであり、そのあと派生的に、血圧制御に関与することになったのではないか――と。

ＲＡＡＳと血液脳関門

横道の話が長くなって恐縮だが、さらにもう一つＲＡＡＳについて、これは筆者らの研究によって意外なことがわかってきたので紹介しておきたい。

このシステムは血圧を制御するためにさまざまな臓器に作用するが、脳に対しては口渇感を増強し、飲水行動を惹起させる作用があるということで結論づけられていた。ところが近年になって、それ以外にまったく異質の、しかも非常に特異な作用をもつことが明らかになったのである。

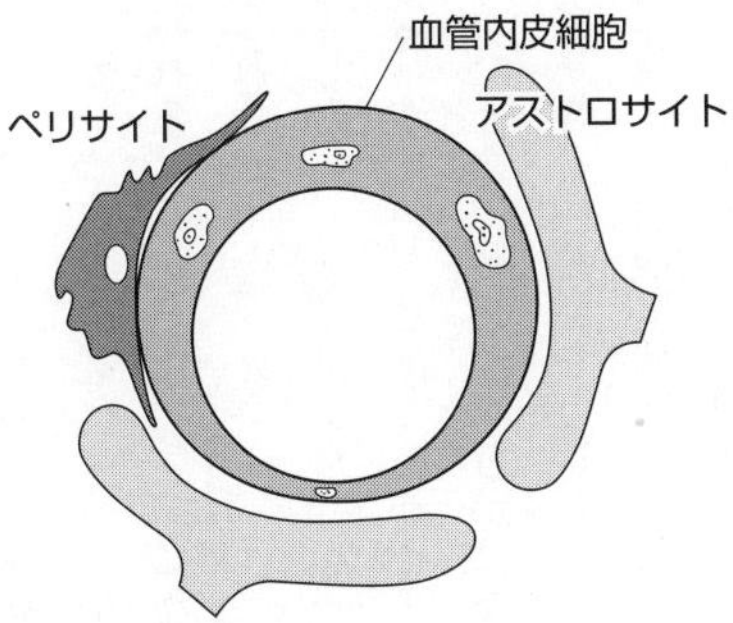

図2－8　血液脳関門のしくみ

私たちの脳には、血液脳関門というものが存在している。血管の中の物質が外へ漏れ出して脳の神経細胞に影響を与えることのないように、物質をブロックする防御機構である。具体的には、一般的な毛細血管と異なり、血管内皮細胞をアストロサイトおよびペリサイトと呼ばれる特殊な細胞が囲むことによって、血管内物質と神経細胞との直接接触が起こらないようにしている（図2－8）。

この血液脳関門の機能維持にＲＡＳが関与していると聞けば、読者も驚くのではないだろうか。われわれはこの知見を、前述のAng KO（アンギオテンシノーゲン遺伝子ノックアウトマウス）を解析することによって見いだしたのである。

かいつまんで述べよう。血液脳関門の発生そのものは、Ang KOでもおそらく問題はないと思われる。成熟したマウスになるまでに血液脳関門は正常に形成され、行動学的な異常なども認められなかった。

しかし、一見は正常であっても、さまざまな病的ストレスなどの負荷を加えることで、初めて異常が見いだせるということがある。このマウスでは、頭部に凍結損傷ストレスというものを加えたときに異常が明らかになった。マウスの頭頂部の皮膚を一部切開し、液体窒素で冷却させた金属棒を頭蓋骨などに接触させて、脳表面に凍傷を起こさせたのである。すると、正常であるかに見えた血液脳関門が一瞬にして、その機能を失った。すなわち血管内皮細胞とアストロサイトやペリサイトとの相互作用が、完全に失われたのである。

しかも、正常な野生型マウスであれば、血液脳関門を人為的に損傷させても、時間の経過とともにやがては再構築されて機能が回復したが、Ang KOでは破壊された血液脳関門の再構築は何日も抑制されたままで、機能回復が著しく遅延することも明らかになった。

この発見は、RAASが血液脳関門にもきわめて重要な関与をしていること、すなわち、血圧制御とはまったく性質を異にする機能を脳において担っていることを示唆するものであり、今後の研究にじつに興味深い視点が提供されたといえるだろう。

それにしても、腎臓の発生や血圧制御に関わるシステムがいったいなぜ、脳にまでもこのように影響してくるのだろうか。本書ではこのあとも、こうした人知を超えた生体の進化のふしぎさに遭遇することになろう。

第3章

副交感神経が秘めた力

強心薬が患者の命を縮めた

この章からはいよいよ、本書の「主役」の一方をつとめる副交感神経が登場する（もう一方の主役については次章で紹介しよう）。交感神経が生体内できわめて重要なはたらきをしているにもかかわらず、なぜ筆者があえて副交感神経に注目するのか、読者にも納得していただくために、まずは次のような話から始めたい。

いまから30年ほど前、まだ筆者が医学部生であったころの循環器系の研究といえば、心臓に疾患のある患者に対して、いかに心臓の機能を高めるか、すなわち収縮力の低下した心臓をいかに正常に戻すかがメインテーマとなっていた。したがって心臓の機能を亢進させる薬剤、つまり強心薬の開発が、非常に華々しく競われていた。強心薬とは、心筋の収縮力や心拍数を上げる方向に作用する薬剤であり、つまりは交感神経が心臓にはたす作用をより強化する方向にはたらくものといってよい。

非常に多くの薬剤が、新しい強心薬の候補として見いだされ、次々にそれらの効果が検証された。その結果、いくつかの薬剤はヒトに対して短期間では一定の臨床効果があると評価され、実際に使用された。ところが、それらの薬剤が長い期間にわたって使用されたあと、最終的に患者の予後をいかに改善したかを検討してみると、芳しい結果ではないと評価された薬剤がじつは非常に多かったのである。

もちろんそれらの強心薬が投与されると、心機能は一時的には間違いなく亢進した。しかし、その効果は長くは続かず、やがて心機能は逆に、徐々に低下していくという経過をたどった。生命にかかわる不整脈（致死性不整脈）の発生がむしろ増加することもあった。結果としては、一時的には心機能が上昇したものの、患者の余命は長くなるどころか、むしろ短くなるというケースが多く観察されたのであった。

そう聞くと読者の方々は驚かれるかもしれないが、これはまぎれもない事実であり、ここにこそ私たちにとって非常に重要な示唆が潜んでいるのである。

抑制することで心機能が向上した

一見、矛盾するこの現象を、どう説明したらよいのであろうか。どうしてそのようなことが起こるのであろうか。

まず結論から述べよう。心臓には予備能というものがある。いわば、機能の「伸びしろ」といってもよい。簡単にいえば、機能の低下によって予備能が非常に乏しくなっている心臓を、無理に鞭《むち》でたたいて機能を向上させようとしても、効きめがあるのはたたかれたときだけで、長期間にわたって慢性的に続けられると、むしろ心臓の機能は早く失われてしまうのである。

このようにたとえれば、さらにわかりやすいかもしれない。勉強が嫌いな、学ぶことに喜びを見いだせない子供に対して、親が「勉強しろ、勉強しろ」と強要すればするほど、あるいは基礎学力が標準のレベルに達していない子供に対して、難しい問題を無理にやらせればやらせるほど、子供たちの勉強へのモチベーションや学力は向上するどころか、むしろ低下していってしまうことは、読者の経験からも容易に想像できると思う。比喩としてはやや乱暴かもしれないが、機能が低下した心臓と強心薬の関係は、これと非常に類似していると思われるのである。

では、どうしたらよいのだろうか。じつは心臓においては、交感神経を介した治療戦略は、すでに限界にきているのではないかと徐々に考えられはじめている。むしろ心機能が低下した慢性心不全患者に対する治療は、心機能をさらに抑制するという方向に向かいはじめているのである。まさに逆転の発想である。

おそらく読者の多くは「そんなことをしたらますます心臓の機能が悪くなって、取り返しがつかなくなるのではないか」と心配されているだろう。

そこで、さらに具体的に説明しよう。心機能をさらに抑制する治療には、交感神経の神経伝達物質ノルアドレナリンの受容体（β－レセプター）をブロックまたは遮断するβ－ブロッカーという薬を使用することになる。当然、心機能低下の患者に投与すれば、さらに心機能が悪くなり危険な状態となるおそれがあるので、初めのうちは投与を限りなく少なくし、心機能が危険なレベルにまで低下しないような投与量を見いだしながら、しばらくのあいだ続けることになる。そしてゆっくりと、投与量を半月以上の間隔で徐々に増やしていくのである。

このような治療の結果を年単位で評価すると、β－ブロッカー投与に対して反応がみられた患者の場合には、心機能が徐々にではあるが明らかに改善しているという事例が多数、報告されているのである。

こうしてβ－ブロッカーによる慢性心不全に対する効果は肯定的に評価され、現在ではこの治療法の妥当性はほぼ認められたものとなったのである。

心拍数と寿命は反比例する

交感神経の作用を強めることが、生体にむしろマイナスの結果をもたらす場合があることは次のような事例からも示唆される。

読者はマウスという小動物を実際にご覧になったことはあるだろうか。その大きさは成獣でもヒトの掌の上に収まるほどでしかないが、その心拍数は、ヒトと比べると非常に多いことで知られている。なんと1分間におよそ500～600にもなるのである。これに対してヒトの心拍数は安静時で1分間に60～90ほどであり、全力疾走のような激しい運動をしているときでも、1分間に250を超えることはなかなかないであろう。

ではこのマウスとヒトの、寿命の長さはどうであろうか。マウスは長く生きたとしてもおよそ2年である。一方のヒトの寿命は80年以上に及ぶ。じつはこの寿命の違いを生じさせる要因として、心拍数の差異が大きく関わっていると考えられている。動物種の違いを超えて、寿命と心拍数は反比例の関係にあること——心拍数が多いほど寿命は短く、心拍数が少ないほど寿命はより長い——は、普遍的に知られている重要な知見なのである。

ヒトどうしで比較しても、この心拍数と寿命との関係については同様の傾向があることが報告されている。心拍数が相対的に多いヒトは、少ないヒトと比較すると循環器疾患の罹患率が高いというのである。そこから敷衍《ふえん》して、心拍数が少ないヒトのほうが、寿命が比較的長いことが示唆されている。ただし、これはあくまでも統計学的な解析によるものであって、実際にどれくらい長くなるのかといった明確な数字が示されているわけではない。

こうした心拍数と寿命の関係をみると、交感神経の作用が亢進されて心拍数が増加すると、心臓への負担も増大するため、結果として寿命を縮めたり、循環器系疾患を起こしやすくなったりしているのではないかということが想像できる。

ここで一つ注意を要するのは、心拍数が増加すると、私たちには見えないところで心臓の負担はさらに大きくなっていることである。

前述したとおり、心臓は1日に約10万回もポンプとしてはたらいている。それだけでも大変なことだが、じつはこの仕事は、心臓がしているすべての仕事のうち、せいぜい3割ほどにすぎないことがわかっている。ポンプとして心室内に充満した血液を心臓外へ駆出する仕事を外部仕事というのだが、心臓の総仕事量に外部仕事が占める割合は10～30％ほどでしかなく、ほかの約70％はというと、心筋細胞それ自身が生きていくために必要な物質やイオンの細胞外とのやりとり、細胞内での物質の輸送などに費やされる仕事なのである。

つまり心臓は、心臓として生きていくために、私たちが知っているポンプとしての仕事のほかに、その3～10倍にも相当する仕事をこなしている。そして、心拍数がたとえば10％増加すれば、全体の仕事量もそれに応じて増加するのである。

ノルアドレナリン投与で心筋細胞が死んだ！

交感神経の機能が亢進するほど、心臓への負担が大きくなることを、細胞レベルでの実験によって確認してみよう。

実験にはラットの心臓から取り出した心筋細胞を培養したものを使用する。長期にわたり培養する場合は通常、新生児ラットの心筋細胞を用いる。これをコラゲナーゼと呼ばれる酵素で処理してばらばらにしてから、コーティングした培養ディッシュにまくと、1週間以内で細胞どうしにギャップ結合を介した電気的結合が形成される。すると、ディッシュ全体の上で多数の心筋細胞がシンクロナイズして、一つの塊となって収縮と弛緩を繰り返し、本物の心臓のように拍動を始めるのである。

この培養心筋細胞に、交感神経の神経伝達物質ノルアドレナリンをある濃度で添加すると、交感神経が亢進した場合と同様に、心筋細胞における拍動がより明らかな、はっきりとしたものになることが観察される。つまり心筋細胞が一見、いかにも元気になったように思えるのである。ところが、さらにノルアドレナリン濃度を増加させて長期間培養すると、逆に活動性は徐々に低下していく。しばらくすると、なんと心筋細胞は徐々に死んでいってしまうのである。いったい何が起こっているのだろうか。

このときの心筋細胞の内部の状況を観察すると、活性酸素の産生が明らかに増加していることがわかる。活性酸素とは、序章でも少しふれたが、老化や寿命に深くかかわっている因子であり、DNAを傷つけて異常な細胞を生みだすことで、細胞のがん化の原因となっているとも考えられている（図3－1）。

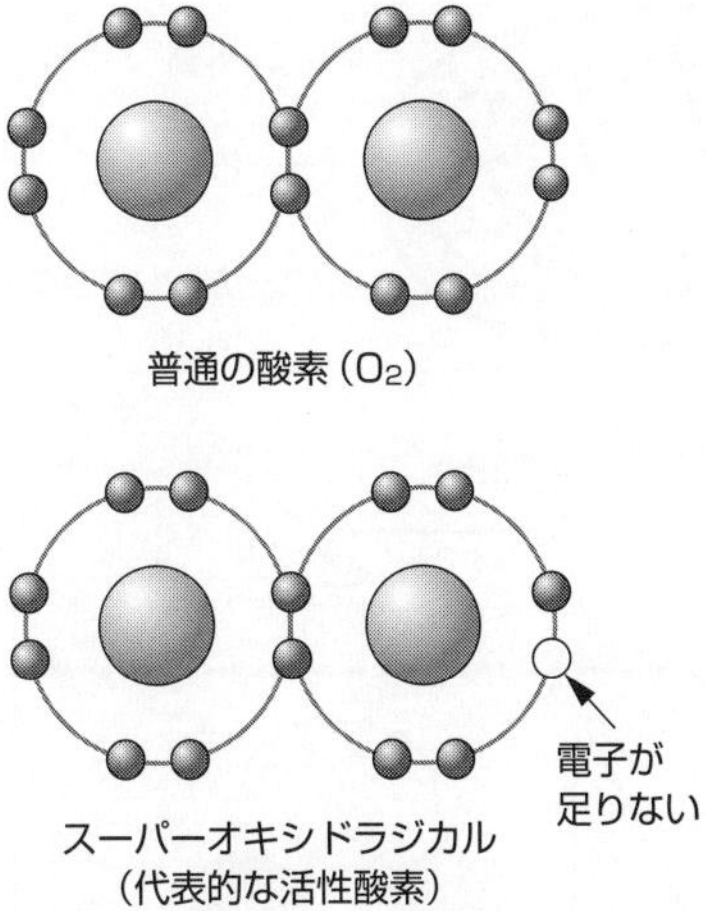

図3－1　代表的な活性酸素の構造
通常の酸素より電子が1つ足りないため、ほかの物質から電子を奪う反応を起こして周囲のDNAを傷つけやすい

細胞内で活性酸素が発生するしくみは、一般的に次のようなものである。私たちの生体が必要とするエネルギーは、細胞でつくられている。基本的にはどの細胞でも、ミトコンドリアと呼ばれる細胞内小器官において、ATP（アデノシン三リン酸）という形で産生されていることは、読者も生物の授業などで学習されていると思う。

ATPはミトコンドリアの内外を覆う

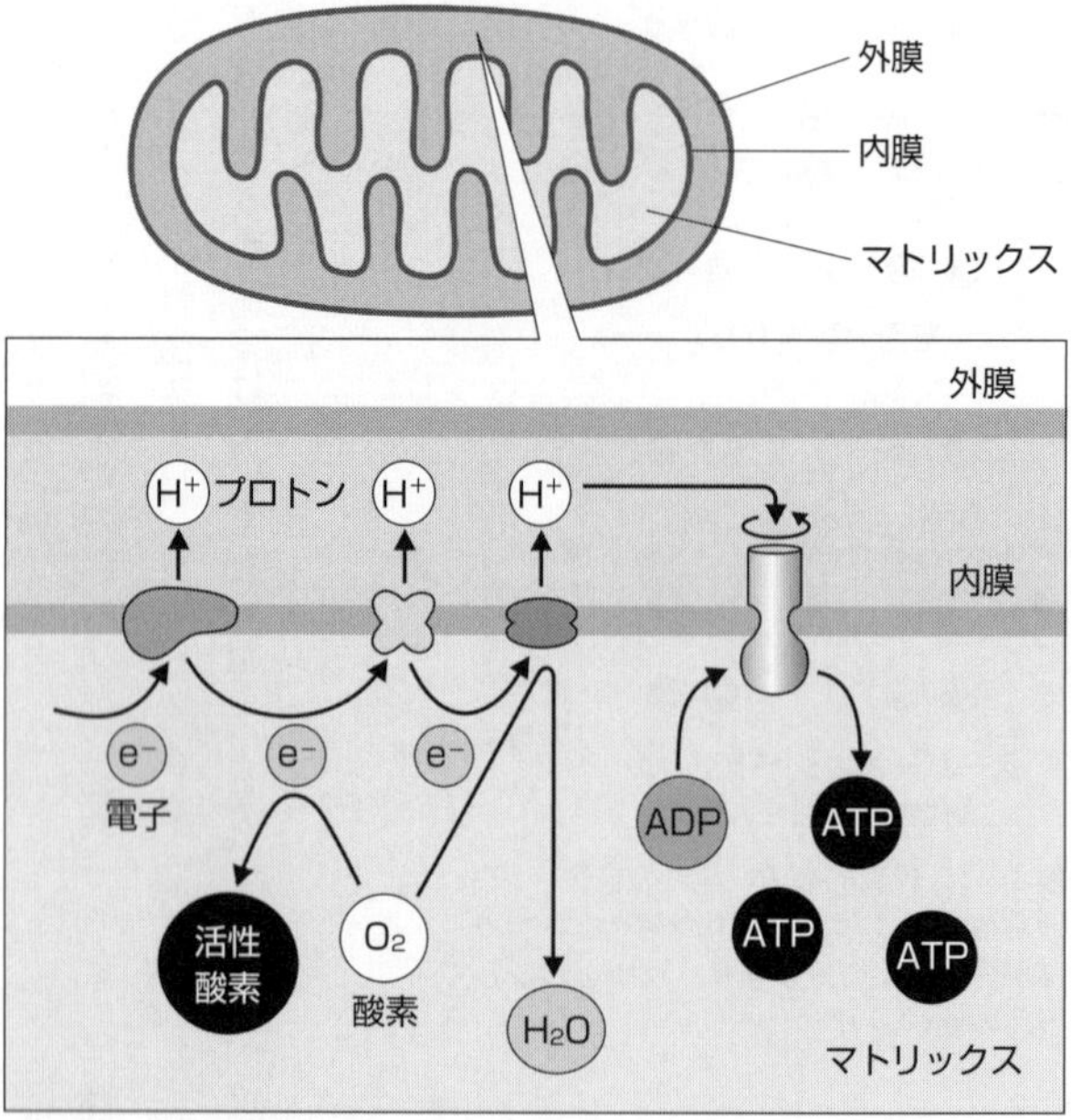

図3-2　ミトコンドリアと電子伝達系
電子の受け渡しで汲みだしたプロトンの力を利用している

膜に存在する電子伝達系を介して、酸素を使って産生される（図3-2）。具体的には、電子伝達系において電子の受け渡しをしながら、マトリックスからミトコンドリア内外膜の間隙へプロトン（水素イオン）を汲みだして、最終的にADP（アデノシン二リン酸）からATPを産生しているのである。したがってATPの産生が盛んになればなるほど、電子のやりとりが多くなるわけであるが、電子は化学的に非常に不安定な物質であり、さまざまな分子と反応を起こしやすい。なかでも酸素と反応したときに、活性酸素が産生されやすくなる。ミトコンドリアが酸素を消費してATPをたくさんつくればつくるほど、活性酸素ができる確率も高くなる。これは、酸素を使ってエネルギーを得るしくみを獲得した地球生物の、いわば「宿命」といえるかもしれない。

細胞が含有するミトコンドリアの量は、細胞の種類によって著しく異なっていて、仕事をする量が多い細胞ほどより多くのATPを必要とするため、ミトコンドリア含量が多い。つまり、仕事量が多い細胞ほど、多くのミトコンドリアが多くの酸素を消費していることであり、活性酸素を産生する量も多いということになる。

心臓はこれまで何度も述べたように重労働を受けもつ臓器であり、それを構成する心筋細胞は、ミトコンドリア含量や酸素消費量が多くなり、活性酸素の産生量もまた、非常に多くなるのである。なお、心筋細胞のほかには、細胞内外での物質の再吸収や分泌などのやりとりを絶え間なく続けている腎尿細管上皮細胞なども、ミトコンドリア含量の多い細胞である。

端的にいえば、活性酸素は生体にとっては猛毒である。交感神経の伝達物質であるノルアドレナリンを直接投与した培養心筋細胞では、交感神経の機能が亢進したときと同様にATPの産生量が増えて、より多くの酸素が消費されたために、活性酸素の産生量が致死レベルにまで増加してしまったのである。

心拍数と寿命の関係も、これと同じように説明できると考えられる。心拍数が上がることで心筋細胞の仕事量が多くなり、結果として活性酸素の産生量が増えるために細胞のDNA損傷などを引き起こすことが、寿命に影響しているのであろう。

解毒するシステム

このように述べると読者は、心臓は活性酸素によってつねに存亡の危機にさらされているがごとき印象を受けるかもしれない。しかし、私たちの心筋細胞は非常にうまくできている。そのような毒性の高いものをあえて産生していても、心臓の機能がただちに障害を受けるわけではないことは、各々の心臓を振り返ってみていただけばすぐにおわかりになるかと思う。この世に生を享けたあと、20年も経たないうちに心臓の機能が悪くなって心不全を起こすケースがあちこちで見られるというようなことは、ありえないのである。なぜだろうか?

それは一つには、ミトコンドリア含量の多い細胞においては、活性酸素を消去するシステムがもともと備わっているからである。代表的なものとしては、スーパーオキシドディスムターゼ、カタラーゼ、ペルオキシダーゼなどの活性酸素除去酵素がある。このように複数の消去酵素が存在しているということは、裏を返せば、それだけたくさんの、しかもさまざまな種類の活性酸素が産生されていることを意味している。ここにおいても、私たちの生体システムの巧妙さを垣間見ることができる。「毒」であることがわかっているものを産生するしくみをあえて構築しておきながら、一方でそれを「解毒」するシステムもつくっているのである。

これと似た例は、生物界においては頻繁に見られる。たとえばフグの猛毒はテトロドトキシンという毒素によるが、フグ自体がそれによって死なないのは、その解毒システムをもっているからである。また、そのように生命を脅かすほどではないが、尿を尿酸という物質にしてたくわえる鳥がヒトと違って「痛風」（高尿酸血症が原因で起こる足指関節の腫脹と痛み）にならないのも、痛風を惹起する物質を産生しながらも、一方でそれを分解する酵素をもっているからなのである。

このように、効率を追求するために獲得した新しいシステムに対して、その副産物として不利な状況が生みだされた場合、それをなんとか軽減するようなシステムをさらに獲得するという、組織内ダイナミクスのようなことが、まさに私たちの細胞レベルで起こっている。そういった意味で、生体とはじつに抜け目がないものであるともいえる。

だが、こうした解毒システムは消去能力が１００％完全ではないため、ＡＴＰの産生における電子の受け渡しのときに、一部は漏れが生ずる。したがって、心筋細胞は少しずつではあるものの、つねに活性酸素に暴露されつづけている。もちろんシステムに不具合が生じれば、暴露が顕著となってDNA損傷などを引き起こす。やはり活性酸素は生命にとって、大きな脅威なのである。

副交感神経の力

ここまで述べた解毒システムは、産生された毒を消去するものであり、いわば対症療法的なシステムともいえる。しかし、じつは私たちの生体には、より大きなスケールで心臓を守る、根本的なシステムが備わっている。それは心臓というステージの上で華々しくスポットライトを浴びている交感神経の後ろで、黒子が手綱を引いているかのように地味ではありながら、心臓を破滅から遠ざけている。

前述したマウスとヒトの寿命の違いは、1分間の心拍数を比較したときの、マウスの500〜600に対してヒトは60〜90という差異によるものである。これほど顕著な差異はいったい何に起因しているかといえば、表向きにはマウスの交感神経がそれだけ亢進していることによるのだが、裏を返せば、そこには副交感神経の機能の差異が大きく関わっていると考えられている。

それはつまり、交感神経の機能を抑制するという機能である。マウスのような齧歯《げっし》類はヒトと比較して、副交感神経があまり発達していないと考えられている。解剖学的には存在しているのだが、ヒトほどには交感神経を抑制していないとみられるのである。

極端な言い方をすれば、マウスの心臓は交感神経のみによってコントロールされている。ブレーキの利きがわるい、アクセルのみの車と考えてもよいかもしれない。これがヒトとマウスの寿命の、圧倒的な違いを生んでいると考えられるのである。

私たちの体内のさまざまな生理システムに共通することであるが、プラスの作用をもつものがあれば、必ずそれに対してマイナスの作用をもつものを、生体はつねに備えていると言ってよい。生体のトータルとしての機能は、そうしたプラスとマイナスの微妙なバランスの結果として発現されるのである。このことは、個体レベルにおいても、一つの細胞レベルにおいても同様である。

〝イケイケドンドン〟と、ある一定方向へ勢いよく進んでいくだけの、ブレーキのまったくないシステムというものは、その生体が病的な状況にでも陥っていないかぎり、おそらくは存在しないのではないだろうか。これこそが、生体におけるあらゆるシステムの本質ではないだろうか。

マウスの心臓は、そのきわめて高い心拍数という点では、もしかしたらそもそも病的な状態に近いといえるのかもしれず、それがために寿命がきわめて短くなってしまっているのではないかと考えられるのである。

すでに見てきたように、私たちの体内には自律神経という、意識的にコントロールすることのできない神経がある。自律神経は呼吸・循環、血圧調節などの生命に直結する非常に重要な役割を担っている。そして自律神経には交感神経と副交感神経の2種類があって、プラスとマイナス、アクセルとブレーキという、相反する役割を果たしている。生体の健常な状態とは、そのような精巧なバランスがあって初めて成り立つものなのである。

ただし、ここで一つ読者に注意を促しておきたい。交感神経がプラス指向の機能で、副交感神経がマイナス指向の機能、という図式は、必ずしもすべての臓器に当てはまるものではない。ほかの臓器、たとえば消化管においては、副交感神経優位になると、むしろ腸管の蠕動《ぜんどう》運動が活発になり、交感神経が優位となると便秘を引き起こすこともある。消化管にとっては副交感神経機能の適度な亢進は、むしろプラスにはたらくといえる。生体のしくみは安易な短絡的思考ではなく、その場（臓器）に応じて一つ一つ理解しておかなければならないのである。

繰り返すが、いずれにしても副交感神経の機能とは、決して「副」といういわれなき、ポジティブではないイメージを甘受すべきものではないのである。

「交感神経的生き方」と「副交感神経的生き方」

ところで、私たちヒトは仕事においても私生活においても、さまざまな局面で日々、選択を迫られながら生きている。そうした選択は結局、各々がみずからの価値観にもとづいておこなっていくしかなく、私たちは時々刻々、みずからの価値観を問われているともいえる。

このような選択の際に、心臓における交感神経と副交感神経との関係に思いを馳せてみることで、これまでになかった発想や視点が得られるということがあるかもしれない。従来の仕事の進め方、あるいは組織の運営などが交感神経的なアプローチに偏ってはいなかったか、あるいはその逆ではなかったか、と見直してみることで、ユニークな、かつ意義深い価値判断が可能になるのではないだろうか。これは筆者自身もしばしば経験していることである。

さらには、人生観とでもいうべきか、ヒトの生き方そのものについても、こうした視点が示唆を与えてくれるかもしれない。読者はもし次のように質問されたら、どう答えるであろうか。

「あなたは、太く短く生きたいですか？　それとも、細く長く生きたいですか？」

この2通りの生き方は、前者が「交感神経的生き方」であるとすれば、後者は「副交感神経的生き方」ということになるであろう。

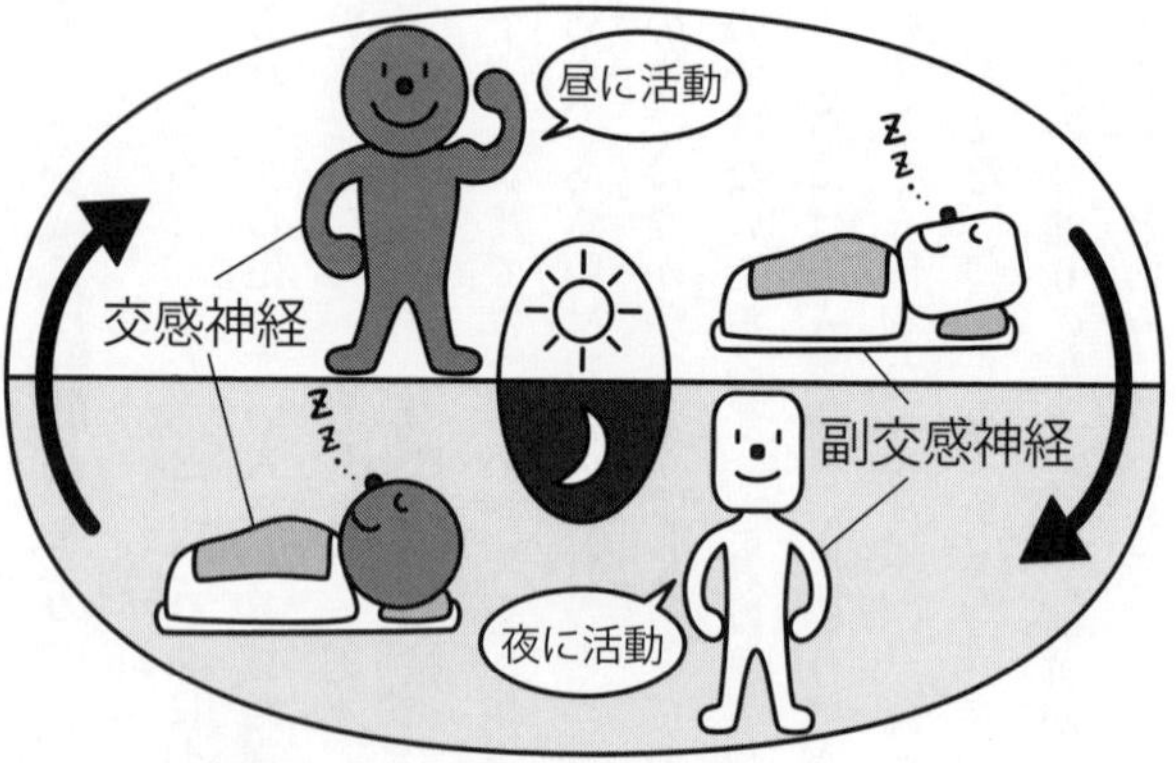

図3－3　交感神経的生き方と副交感神経的生き方

前者は、より活動度が高い、つねに好戦的で活発な生き方である。いま風の言葉にしてみれば「肉食系」ということになろうか。しかし、そのような生き方は、長くは続かない可能性が高い。すなわち短命の可能性が高いのである。なぜなら、これまで述べたように「寿命」という点では不利だからである。一方、後者はあまりエネルギッシュな活動はしない、控えめでスローな生き方である。しかし結果として、前者より長生きできる可能性は高いといえる。

どちらを選ぶかは、もちろん個人の好みによってそれぞれである。だが、こうした二項対立が存在することを頭のどこかで意識することで、先が見えにくい茫《ぼう》漠《ばく》とした人生になんらかの指針を得ることはできるかもしれない。

副交感神経の大きな謎

では、心臓においてプラスとマイナスという関係で機能している交感神経と副交感神経とは、実際にはどのようなしくみで心臓を制御しているのだろうか。

ここまでをお読みになって両者の機能を知った方々が想像するのはおそらく、両者はそれぞれが独立した経路をたどって、ターゲットである心筋細胞に平等にはたらきかけ、その総和の差し引きの結果として、プラスが大きければ心臓機能が亢進し、マイナスが大きければ抑制されるというものではないだろうか。第1章に掲げた図1－2は、このようなイメージを非常に単純化して描いたものであり、心臓という一つのターゲットに対して、交感神経・副交感神経が均等に入力していることを示している。これが最も自然で、かつわかりやすい様式であろう。

ところが実際には、このようにはなっていないのである。というよりそれは、われわれの想像の及ばない様式となっている。具体的には、図3－4（および表紙カバーのイラスト）に示した通りである。

この図を見れば、交感神経の終末のほうは心房にも心室にも均一に届いていて、心臓全体にまんべんなく分布していることがわかる。つまり、心臓全体を交感神経が支配しているというイメ

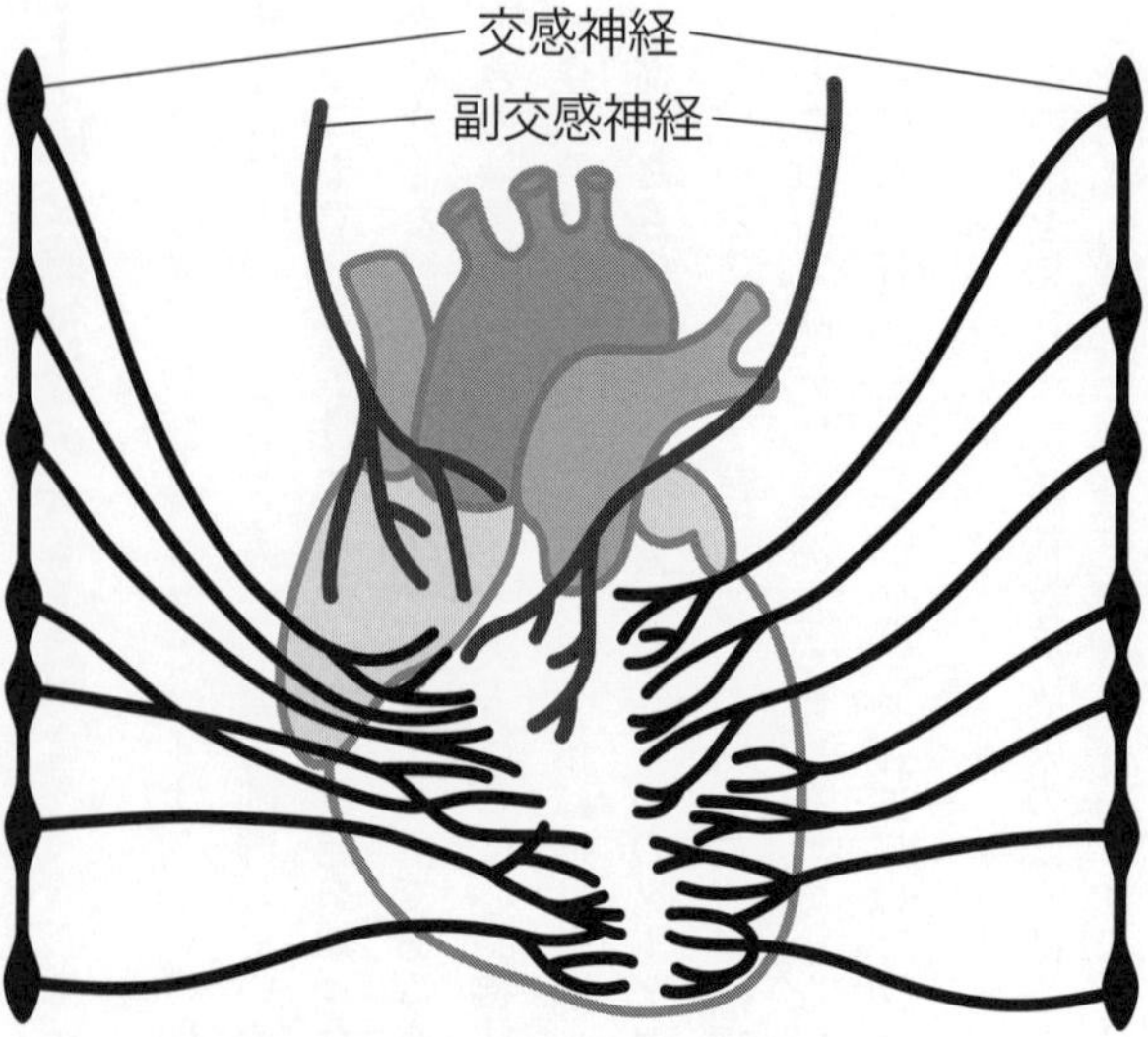

図3－4　心臓における交感神経と副交感神経の分布
（参考文献［23］を改変）

ージである。これはおそらく、読者の方々が想像している様式とほぼ同じであろう。

ところが、副交感神経のほうはどうであろうか。

一目瞭然のように、副交感神経の心臓への入力は、交感神経に比べて極端に少ない。とくに心室への分布が少ないことが知られていて、この点において交感神経とは決定的に異なっている（ただし心室への分布も完全にゼロではない）。

動物種によっても、心室における交感神経・副交感神経終末の分布密度には差異がみられるが、とくにヒトや齧歯類（マウス・ラット・モルモット）などにおいては、交感神経優位の傾向が強いことがわかっている。

図1－2と図3－4を比較すれば、実際の心臓における神経支配の様式が、いかに異様なものであるかがわかると思う。なぜこのような分布になっているのだろうか？

じつは、心臓においてはこのような外見上の単純な特徴さえも、明らかになったのはそう古い話ではなく、たかだか十数年前のことである。それまで論争が続いていたのだが、2000年にそれぞれの神経終末のマーカーを用いてようやく、ヒトや齧歯類では心臓における交感神経と副交感神経の分布様式がまったく異なることが明確に証明されたのである。ただし、なぜそうなっているのか、の答えとしては、発生学上、そのような神経支配となるように決定づけられているからとしかいいようがない。

しかし、じつはこの謎にこそ、新たな発見につながる大きなヒントが隠されていたのである。

第4章 アセチルコリンをさがして

神経伝達物質と受容体

前章の最後に私たちの前に姿を現した、心臓における二つの自律神経の分布をめぐる謎について、もう少し考えをめぐらせておきたい。

本書ではここまで、交感神経と副交感神経（迷走神経）という二つの自律神経が、心臓を構成する心筋細胞に対して一方はプラスの方向に作用し、一方はマイナスの方向に作用すると述べてきた。しかし、じつはこの言い方は、話をややこしくしないようにあえて端折ったものであった。より正確に記せば、心筋細胞にプラスやマイナスの作用をおよぼすのはこれらの神経系そのものではない。これらから放出される、神経伝達物質なのである。

神経伝達物質にはさまざまな種類があり、それぞれが固有の作用をもっている。そして、それぞれの物質には、それぞれに対応する固有の受容体が存在している。細胞の上にあるそれら受容体が、神経終末から放出された神経伝達物質をキャッチし、結合することで、その物質は作用を開始するのである（図4－1）。

交感神経からノルアドレナリンという神経伝達物質が放出されることは、すでに述べている。心筋細胞にはこれを受けとめるアドレナリン受容体があり、これがノルアドレナリンをキャッチ

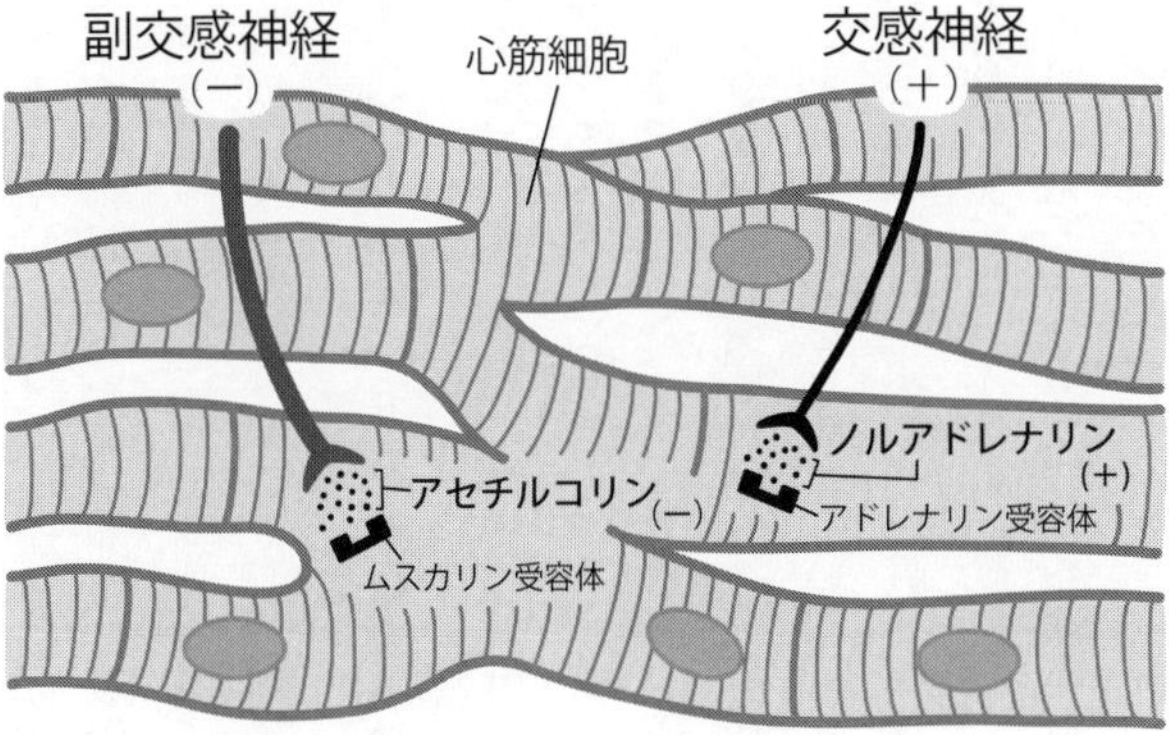

図4－1　神経伝達物質
交感神経終末からはノルアドレナリンが、副交感神経終末からはアセチルコリンが放出される

し、結合すると、心筋細胞にプラスの作用をもたらす。一方の副交感神経からは、アセチルコリンという神経伝達物質が放出される。これを心筋細胞のアセチルコリンに対する受容体がキャッチして結合することで、心筋細胞に結果としてマイナスの作用をおよぼすのである。

したがって、交感神経や副交感神経が心筋細胞にプラスやマイナスの作用をおよぼすという場合、厳密には交感神経から放出されるノルアドレナリンや、副交感神経から放出されるアセチルコリンが、プラスやマイナスの作用をおよぼすと言うべきなのである。

なお、アセチルコリンに対する受容体には2種類があり、心筋細胞のそれは、圧倒的にムスカリン受容体と呼ばれるものである。もう一つは喫煙者にとっても関わりが深いニコチン受容体であるが、これはおもに神経系に発現していて、心筋細胞においては非常に数が少ない。本書では細かいことは気にせずに、「心筋細胞のアセチルコリンはムスカリン受容体と結合する」と記すことにするので、ご記憶いただきたい。

このアセチルコリンこそが、副交感神経と並ぶ本書のもう一つの「主役」である。

アセチルコリンが足りない!?

では、前章までは「神経の作用」として述べてきたことを、「神経伝達物質の作用」に置き換えて、あらためて見直してみよう。

前章で紹介した、ラット由来の培養心筋細胞がノルアドレナリンの投与によって死滅したという実験結果は、交感神経の神経伝達物質ノルアドレナリンは、心筋細胞にとってきわめて毒性が高いということを意味している。しかし、ここで見逃してはならないのは、この人工的に培養された心筋細胞は、実際の心臓の状況を完全には再現していないということである。すなわち、培養心筋細胞には、本来の心臓に分布している副交感神経に相当するものがないのである。

すでに見てきたように、心臓において副交感神経は、交感神経による暴走を抑制するブレーキの役割を果たしていると考えられる。それはつまり、交感神経由来のノルアドレナリンに対して、副交感神経由来のアセチルコリンがブレーキとなっているということである。つまり実際の心臓では、アセチルコリンがノルアドレナリンに拮抗して、抑止力としてはたらくことで、心筋細胞は死滅を免れていると考えられるわけである。

ところがここで、前章の図3－4に掲げた謎が浮上する。繰り返すが、私たちの心臓においては、交感神経終末のほうが圧倒的に、副交感神経終末よりも数多く分布している。ということはそれぞれが放出する神経伝達物質を比べても、ノルアドレナリンのほうがはるかに多いと考えるのがふつうであろう。アセチルコリンがこれに対抗することなどは、とうてい不可能に思えるのである。

では私たちの心筋細胞もノルアドレナリンの集中砲火を浴びて、ラット由来の培養心筋細胞と同じ運命をたどるのであろうか。むろん、そうはならない。例外的な心臓疾患に罹患しないかぎり、およそ80年もの間を、私たちの心臓は機能停止することなくはたらき続けている。読者なら、この事実をどう考えるだろうか？

このように考える方もいるかもしれない。

「アセチルコリンにはごく少量でもノルアドレナリンに対抗しうるパワーがあるのでは？」

「副交感神経終末から放出されるアセチルコリンは、とてつもなく莫大な量なのでは？」

残念ながらどちらの推理も現在のところ、事実であるという確認はされていない。ではいったい私たちの心臓は、どのような「秘策」をもってこのアンバランスを解決しているのだろうか。

30年以上前の予言

前述したように、こうした心臓の謎についてはかつてから指摘されていたが、長年にわたり未解決のままであった。循環器系の有名なジャーナルが、いまから30年以上前に掲載した論説には次のように記されている。

「心臓における迷走神経終末の分布が、交感神経終末の分布とおそらく異なるであろうことは、これまでの間接的な研究結果から示唆されているが、それにはどのような意味がこめられているのであろうか。それが明らかになれば、われわれがこれまで知らなかった新たな心臓生理学の知見が得られるだろう」

筆者がこの記事の存在を知ったのは最近のことなのだが、まさか自分が研究対象としていることが、30年以上も前にこのように予言されていたとは、ただの偶然とは思えず、何か、ふしぎな縁のようなものさえ感じたものであった。

不可解なことに、この疑問の解明に正面から取り組んだ研究は、これまで皆無に近かった。その理由は定かではないが、想像するに、循環器系の研究対象の「流行」は長きにわたり、別のところにあったからではないだろうか。それは「機能低下に陥った心臓をいかに正常に近いレベルに戻すか」という、強心薬を対象にしたものであった。そのため、それとは対極にある副交感神経は研究の対象になりにくかったのであろう。

読者には意外かもしれないが、研究にもファッションのように、間違いなく流行がある。学会で取り上げられるテーマなども、まさに流行に左右されることが多い。研究が真に価値のあるものかどうかは、流行が去ったあとでもその研究が生き残っているかどうかにかかっており、歴史の判断にまかせるしかないといえよう。そういう意味では本書で紹介している研究領域は、非常に長い年月を経たにもかかわらず、かろうじて生き残ったテーマといえるかもしれない。

筆者がこの、迷走神経（副交感神経）およびその関連領域を研究対象としたのは、２００３年に佐藤隆幸先生をトップとする高知大学医学部循環制御学教室へ赴任したときにさかのぼる。そこで、「迷走神経刺激という方法による抗心不全効果メカニズム」という研究を開始し、初めて迷走神経自体と向き合うこととなったのである。

じつは当初の筆者の関心は「迷走神経」というその奇妙な名前そのものにあった。この名の由来については筆者もまったく知らなかったのだが、語源について調べたところ、この神経が頸部から始まって胸部・腹部と全身の臓器に行き渡る走行の様子がじつに複雑多岐にわたっていて（図4－2）、個々を区別するのが難しかったことからラテン語で「迷走する・放浪する」を意味する「vagus」と名づけられたことを知った。日本語の「副交感神経」と同様、やはりどこかネガティブな印象を与える命名である。

なお、本書ではここまで煩雑を避けて説明しなかったが、迷走神経と副交感神経という二つの用語をどう使い分けるかは、じつは一筋縄ではいかない。迷走神経は神経の形状を表現した用語であり、副交感神経は神経を機能からみたときの用語だからである。厳密にいうなら、迷走神経を機能的にみれば自律神経と体性神経のどちらも含まれていて、自律神経に相当する部分はすべて副交感神経の機能をもっている、ということになる。

やがて筆者は少しずつ「迷走神経とは何者なのか、何をしているのか」という方向に興味をひかれていき、まさに副交感神経の深淵に足を踏み入れていったのである。流行にはほど遠く、競争相手となる研究者も非常に少なかったが、むしろそのおかげで、誰かに先を越されるのではと焦りながら研究するという心理的ストレスがきわめて小さくてすんだのは、いまにして思えば幸運だったというべきであろう。

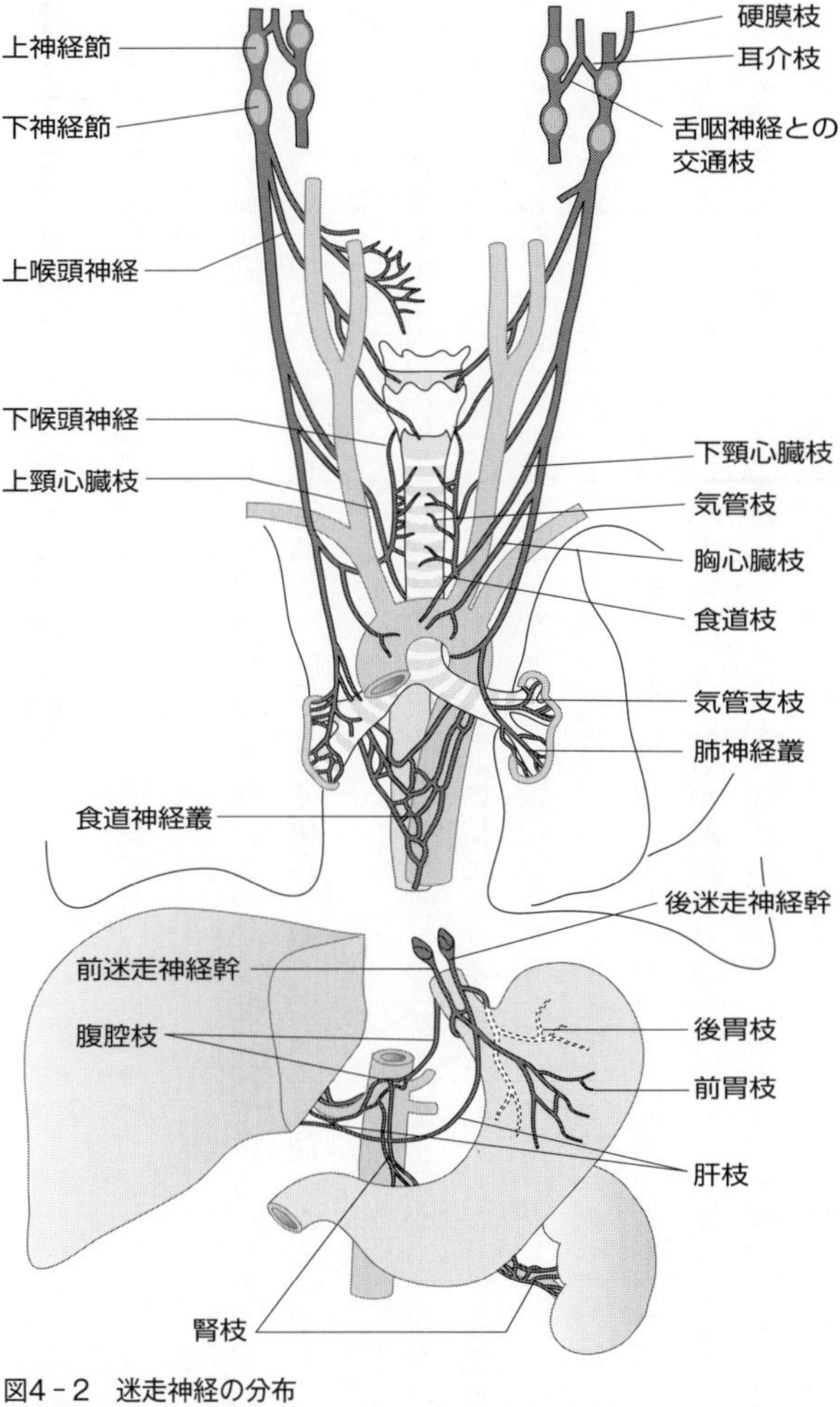

図4－2　迷走神経の分布
脳を発して腹部にまで達する神経は迷走神経だけである（濃いグレーの部分）
（参考文献［24］を改変）

アセチルコリンについての固定観念

余談が長くなってしまったが、本題に戻ろう。心臓における自律神経の謎とは、よりくわしくいうならばこのような問題になる。

「もしも心臓が副交感神経よりも圧倒的に交感神経によって支配されているとしたら、ノルアドレナリンの毒性のため心筋は早晩障害を受け、長く生存することは不可能であるはずなのに、実際にはそうならないのはなぜか」

合理的に考えてこの謎に答えを与えようとするならば、じつは副交感神経から放出されるアセチルコリンのほかに、心臓にはノルアドレナリンに拮抗しうる量のアセチルコリンを独自に産生する機構が備わっている、と考えるしかないのではないだろうか。

筆者もそのように考えた。もしかしたら心臓は、みずからアセチルコリンをつくっているのではないか、と——。だがそれは、突拍子もない空想と笑われかねない考えでもあった。

そもそもアセチルコリンは、20世紀前半に人類が最初に見いだした神経伝達物質として知られていて、発見に貢献したデイルとレーヴィは1936年のノーベル生理学・医学賞を受賞している。アセチルコリンが神経由来の物質であることは、生理学者にとっては常識であり、固定観念とさえなっていたのである。

ただし後述するように、神経以外の一部の細胞にもアセチルコリンを産生する能力が備わっていることは当時、すでに指摘されてはいた。だがそれはごく特殊な細胞に限られていたうえ、そのような能力が存在する意味も不明であった。神経にはほど遠い筋肉系の、ましてや心筋細胞にそのような能力があるなどと考える者は皆無に近かったであろう。

しかし、生物学的な進化という視点から考えてみたとき、違った可能性が見えてきた。アセチルコリンは進化の早い段階からみられる古典的な神経伝達物質なのだが、さらに系統樹をさかのぼると、非常に原始的な生物にもすでに存在していたことが報告されているのである。それによると、約30億年以上前に現れたバクテリア（細菌）のなかに、すでにアセチルコリンは見いだされている。たとえば乳酸菌のラクトバチルスの一種はアセチルコリンを産生しているし、さらには真菌類の酵母やカビ、原生動物に属するミドリムシやゾウリムシ、植物の藻類などでもアセチルコリンが見つかっている。進化の過程において神経系が発達しはじめたのは約4億年前とされているから、それよりずっと前から、細胞においてアセチルコリンがつくられていたことになる。

そうであるならば、アセチルコリンはわれわれの先入観とはまったく異なる物質ということになる。かりに心筋細胞においてそれが産生されているという仮説を立てても、あながち荒唐無稽とは言い切れないのではないか――。

このような思考の過程を経て筆者らは、心筋細胞においてアセチルコリンを産生する機構の有無について調べはじめた。その後の長く起伏に富んだ研究の、これがスタートであった。

証明への二つのステップ

まず、心筋細胞がみずからアセチルコリンを産生していることを証明するためにはどうしたらよいか、その方法について考えなくてはならない。

心筋細胞内でアセチルコリンを見いだすには、二つの方法が考えられる。まず一つは、アセチルコリンを合成するために必要な材料（酵素など）や機構が、そもそも心筋細胞に備わっているかどうかを確かめることである。だがもちろん、これは間接的な証明方法にすぎない。そのような材料や機構をもっていても、実際にアセチルコリンをつくっていることとの直接的な証明にはならないからである。工場が製造設備を備えていることと、実際にその工場が製品をつくっていることとはイコールではないのと同じである。

したがって二つめの、そして決定的な方法として、実際にアセチルコリンを心筋細胞において直接測定することができれば理想的である。しかし、心筋細胞内のアセチルコリンの測定など、それまで誰も取り組んだことがなかった。しかも筆者の所属する研究室は当時、アセチルコリンを測定できる機器をもっていなかったため、それをもっていた国立循環器病センター研究所心臓生理機能部の秋山剛先生に協力をお願いして、いまだかつてない測定に一緒に挑んでいただいた(実際に測定を始めてみると、想定外の落とし穴があることに気づき、おおいに苦労させられることになるのだが)。

われわれはまず、現実的な一つめの方法から着手した。

確かめられた産生能力

はたして心筋細胞は、みずからアセチルコリンを産生するしくみをもっているのであろうか。これについては、神経細胞においてはアセチルコリンの合成に関与する因子がすでにわかっていたため、それを参考にして、それらの因子が心筋細胞にも存在しているかどうかを確認することを試みた。

神経細胞においては、アセチルコリンはCHT1などのコリントランスポーター（輸送体）を介して細胞内に取り込まれたコリンと、ミトコンドリアから出されるアセチルCoAという二つの化学物質をもとに、アセチルコリン合成酵素ChAT（コリンアセチルトランスフェラーゼ）によって合成されることがわかっている（図4－3）。

産生されたアセチルコリンは、アセチルコリン貯蔵タンパクVAChT（vesicular ACh transporter）に貯えられ、細胞内を移動したあと、細胞外へ放出される。放出後は神経細胞であればニコチン受容体に、心筋細胞ならばおもにムスカリン受容体にキャッチされることは前述した。

したがって、第一の証明としては、

①アセチルコリン合成酵素であるChAT
②アセチルコリン貯蔵タンパクであるVAChT
③コリントランスポーターであるCHT1

この3種類の構成タンパクの存在が心筋細胞において確かめられれば、少なくともアセチルコリン産生の可能性があることが推察できる。そこで実際に、生まれた直後のラットと、成獣のラットの心筋細胞をそれぞれ調べたところ、いずれにおいてもアセチルコリン合成に関わるこれらの因子すべての存在が証明された。

こうして、われわれは第二の証明——高速液体クロマトグラフィーを用いて、実際に、心筋細

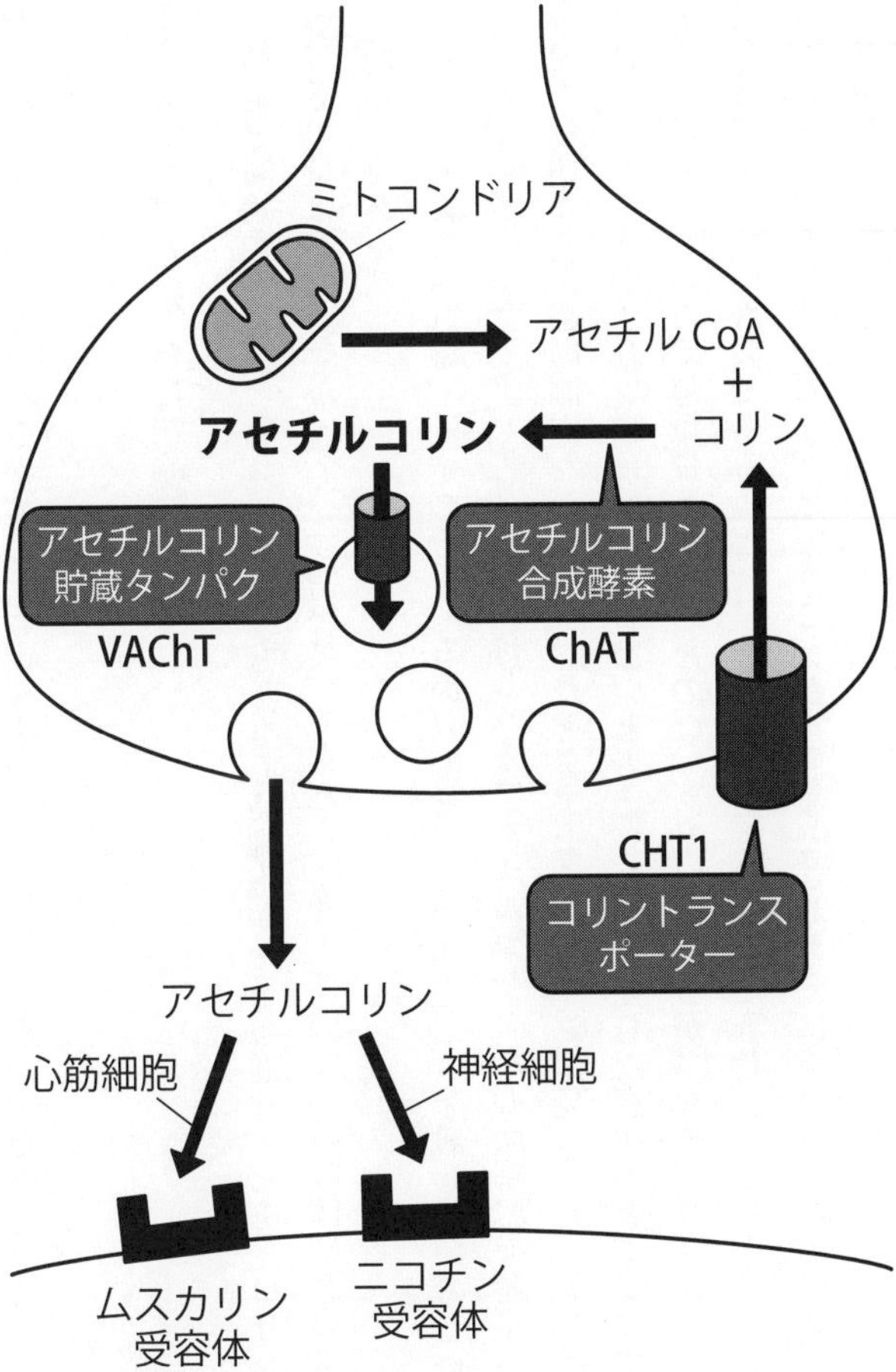

図4-3　細胞内でアセチルコリンが産生されるしくみ

胞内にアセチルコリンをさがすという前代未聞の測定にとりかかったのである。2005年8月のことであった。

立ちはだかった難題

測定を開始する当初、われわれは、もしも心筋細胞から予想通りアセチルコリンが見つかっても、その量はきわめて少なく、「超微量」であろうと考えていた。いわば最悪の場合を想定していたわけである。

しかし考えてみれば、測定のそもそもの目的と、この想定とは矛盾しているといえるかもしれない。「大量のノルアドレナリンに拮抗しうるアセチルコリンが心筋細胞で産生される」という仮説を証明するための測定なのだから、たとえアセチルコリンが見つかっても超微量にすぎなければ、ノルアドレナリンには対抗できないと考えられ、発見した意味がなくなってしまうからである。にもかかわらず超微量と想定したのは、あとで述べるがアセチルコリンという物質は非常に分解されやすいものであることと、そもそも仮説を立てた筆者自身でさえ、心筋細胞がアセチルコリンをつくっているなどということが正直なところ考えにくかったため、気弱になっていたことが原因であった。

ところが、このような想定をしたことにより、ある大きな難題がわれわれの前に立ちはだかってきたのである。

心臓への副交感神経終末の分布がいかに少ないとはいっても、その神経終末からもアセチルコリンは放出されていて、わずかではあるが心筋細胞に存在している。ということは、われわれがもし心臓でアセチルコリンを測定できたとしても、それが超微量であれば、副交感神経が放出したものを測定したにすぎない可能性がある。つまり、そのアセチルコリンは心筋細胞が産生したものか、それとも神経由来のものなのか、区別がつかないことが予想されたのである。

副交感神経終末の分布は心室が最も少ないのだが、かりに心室の細胞のみを切り離し、それを用いてアセチルコリンを測定したとしても、そこに神経由来のアセチルコリンが混入している可能性は完全には否定できないと考えられた。

ではいったい、どうしたらよいのであろうか？　われわれは思案に暮れた。

描かれた「もう一つのピーク」

結果からいえば、この難題は次のような方法によって乗り越えることができた。

ラットの心臓から、副交感神経終末の分布が最も少ない心室を切り離す。しかし、それをすぐ

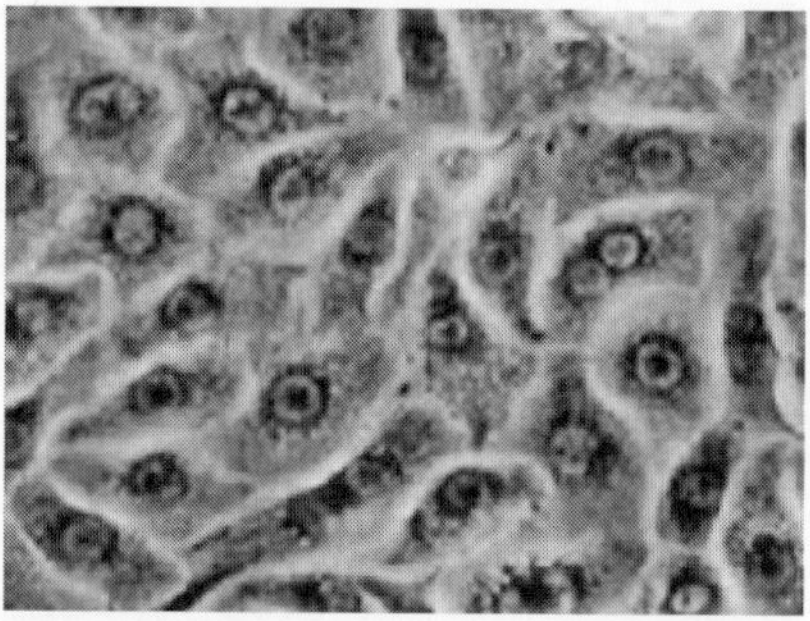

図4－4　新生児のラット由来の初代培養心筋細胞

に測定に使うのではなく、心室からさらに、心筋細胞を単離する。これを1週間ほど培養して、培養心筋細胞（図4－4）をつくり、それを測定に用いることにしたのである。

こうすることにより、心室の心筋細胞にわずかに存在する神経細胞は、心筋細胞が培養されている間に死滅するであろうと考えられた。なぜなら、細胞は種類によって培養に適した培地がそれぞれ異なっていて、心筋細胞に適した培地では神経細胞は生きていけないからである。このように培養した心筋細胞を使えば、神経由来のアセチルコリンが存在する可能性を気にする必要がない。心室をそのまま用いず、その心筋細胞を培養するという手間を一つ、あえてかけることによって、われわれはようやくハードルをクリアすることができたのであった。

ラットの心室から単離した心筋細胞を直径10㎝の培養ディッシュの上で培養すると、1週間ほどで、ディッシュ上では培養された心筋細胞どうしが同期して、あたかも全体で一つの細胞のようにまとまって収縮・拡張を繰り返すようになる。拍動の開始である。これを確認すると、あとはいよいよ、アセチルコリンの測定に入ることになる。

ところで、アセチルコリンは細胞外に放出されると、細胞膜表面に存在するアセチルコリン分解酵素アセチルコリンエステラーゼによって、瞬時に分解されることがわかっている。したがって、この分解酵素の機能を抑制してから測定しなければ、アセチルコリンの測定値はほとんどゼロ（測定感度以下）になってしまう。そこで、まずこの分解酵素の阻害薬であるフィゾスチグミンを十分な濃度で存在させて、分解酵素の機能を完全になくしてから測定しなくてはならない。われわれは拍動を始めた培養心筋細胞にフィゾスチグミン処理を施したのち、細胞をホモジネート（すりつぶすこと）して、これを高速液体クロマトグラフィーにかけた。

もし心筋細胞がアセチルコリンを産生していれば、クロマトグラムが示す曲線は二つのピーク（山）をつくるはずである。一つは細胞内の標準的な物質の存在を示すピーク、そしてもう一つが、フィゾスチグミン処理をしたことで分解酵素による分解を免れた、アセチルコリンの存在を示すピークである。

ところが、当初の測定では、そうはならなかった。すべての準備に抜かりはなく、何度も測定を試みたにもかかわらず、アセチルコリンによるピークらしいピークが一度も認められなかったのである。測定方法に不十分な点があるのか、そもそも細胞内のアセチルコリン含量が微量すぎて測定感度以下なのか、区別のつけようもなかった。来る日も来る日も、ピークのない実験結果を見ては落胆を繰り返した。

やはり心臓では、アセチルコリンは産生されていないのか――。ほとんどあきらめかけたとき、われわれは窮余の一策を講じた。

さきほども少し述べたが、じつは生体には副交感神経によらずアセチルコリンを産生している場所がいくつかある。そこでわれわれは、いったん心筋細胞から離れて、ほかの部位に由来するありとあらゆる細胞を用いて、片っ端からアセチルコリン含量を測定してみたのである。その結果、確かにアセチルコリンを検出することができた。「ある」とわかっているものがあったのだから当然といえば当然だが、これによってわれわれはまず、測定方法には誤りがないことを確信できた。さらに、細胞種によってアセチルコリンの産生量や検出される感度などは違っていて、そこには一定の傾向があることを割り出した。そしてついに、心筋細胞でアセチルコリンを検出するために必要な条件を特定することができた。このように結果が出るとわかっている実験を対照実験とする手法はポジティブコントロール（陽性対照）と呼ばれ、実験や測定の方法に確信がもてないときには有効になることがある。

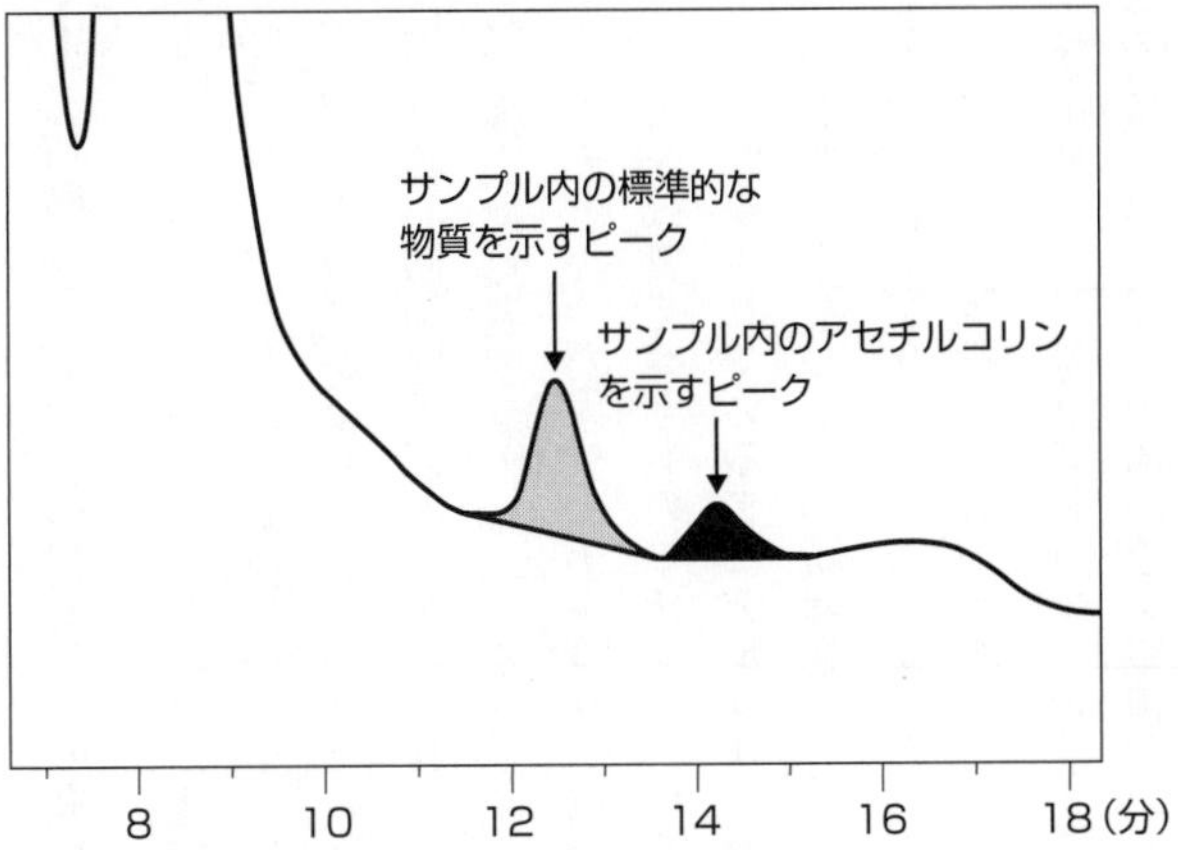

図4－5　高速液体クロマトグラフィーが描いた2つのピーク

測定開始から2年以上が経った2007年の10月、クロマトグラムに待望の、もう一つのピークがくっきりと描かれた（図4－5）。アセチルコリンの存在を示すそのピークが、測定を何度繰り返しても現れると確信できたとき、筆者は思わず体が震えたことを8年近くが経ったいまでも鮮明に覚えている。1週間培養した心筋細胞内では神経細胞が残存していることは考えられない。すなわちこの測定結果は、心筋細胞みずからがアセチルコリンを産生していると解釈するのが最も自然である。

もしかしたらという期待は、ここに現実のものとなった。何度も検討を重ねてきた仮説ではあったが、それが実際に証明された驚きとうれしさは、想像以上に大きなものであった。

新概念「NNCCS」の発見

この測定ではさらに、われわれが想定していなかったことも明らかになった。前述したようにわれわれは、たとえ心筋細胞がアセチルコリンを産生していたとしても、その量までは想像がつかず、ごくわずかなものかもしれないという「最悪の想定」をしていた。ところがデータをもとに、培養心筋細胞1個あたりにどれくらいのアセチルコリンが含有されているかを計算したところ、推定換算濃度は10^{-1} mM（ミリモーラー）、すなわちμ（マイクロ）モル濃度レベルであることが明らかとなった（アセチルコリン測定における細胞溶解液量を1 mLとして計算した）。

この値は驚くべきものであった。なぜならこれは、神経伝達物質として副交感神経のシナプス小胞に貯蔵されているアセチルコリンの濃度におよびこそしないものの、それに近い値だったからである。すなわち、心筋細胞がアセチルコリンを産生する能力は、本来の「工場」である神経細胞にも決して劣らないことが示されたのである。

ここに、心筋細胞は副交感神経と並ぶアセチルコリン産生細胞であることが証明された。私たちの心臓はその進化の過程で、みずからアセチルコリンを産生するしくみを獲得し、神経終末の分布数においては圧倒的な交感神経がもたらすノルアドレナリンに対抗していたのである。

われわれはこれを「a non-neuronal cardiac cholinergic system（NNCCS）」という新概念として提唱した。直訳すれば、本書の「はじめに」でも述べたように「非神経性心筋コリン作働系」ということになるが、より親切に訳すなら、「神経にはよらない心筋細胞内におけるアセチルコリン産生システム」といったものになるであろう。以下、本書ではこれを「NNCCS」と表記していく。

論文発表後の驚き

ところで、自然科学における発見の歴史を振り返ってみればじつに不思議なことなのだが、ある新しい発見がなされたときは、ほぼ同時期に世界のどこかで、同じことを見いだしていたり考えていたりする人が、えてして複数いるということが経験的に知られている。古くは万有引力の発見におけるニュートンとフックの例が有名であるし、最近では2014年に青色発光ダイオードでノーベル物理学賞を受賞した3人の日本人など、そうした例はまさに枚挙にいとまがない。

しかし、われわれのこのNNCCSの発見については、アセチルコリンが非常に古典的な神経伝達物質であり、その研究はすでに過去のものとなっていることから、世界がいかに広くとも、同じことを考えている研究者はまずいないであろうと思われた。いまさらアセチルコリンの研究などで新しい成果が得られる見込みはほとんどないとみるのが常識的であったからである。

だから筆者自身、この発見・知見が真実であることはもちろん確信していたが、これが研究の世界に与えるインパクトについては、かなりネガティブなイメージをもっていた。極東地域のしかも地方の大学で細々となされていたアセチルコリン研究の成果など、欧米の研究者たちには見向きもされないだろうと思っていたのである。筆者はこの知見を「自己満足の研究」とみずから割り切って、2007年に入ってから論文を学術雑誌に投稿しはじめたのだが、案の定、その新規性と意義はなかなか認識されず、次から次へとリジェクト（掲載拒否）されては、別の学術雑誌に投稿しつづけた。ようやくアクセプト（掲載受諾）にこぎつけたのは最初の投稿から1年半近くも経ってからであり、その後、2009年9月にヨーロッパの学術雑誌に発表されたのである。

驚いたのは、そのあとだった。筆者の論文が発表されてから約1年後の2010年8月、あるドイツのグループが、われわれとはまったく独立に、ほぼ同じような内容の論文を別の学術雑誌に発表したのである。おそらく、われわれとほぼ同じ時期に、同じ現象を見つけていたのであろう。われわれの論文はたまたま1年早く発表されたが、論文がアクセプトになってから実際に雑誌に発表されるまでには通常、タイムラグがあるもので、場合によっては誌面上での発表までに

1年かかることもある。したがって本当はどちらが先に発見したかは、論文発表のタイミングだけではわからないのである。

残念ながらドイツのグループはわれわれの論文を引用していなかったが、おそらくこのような事情があったからであろう。

さらなる驚きとＮＮＡの確立

ところがその後、さらに驚かされることがあった。ドイツのグループの論文発表から2年後の２０１２年8月に今度はブラジルのグループが、そして、翌２０１３年の12月にはカナダのグループが、やはりそれぞれ独立に、新概念ＮＮＣＣＳを証明する論文を発表したのである。

それらはいずれも、われわれのデータをサポートする形をとりながら、別の切り口からＮＮＣＣＳを証明したものであった。このことはつまり、最初のわれわれの報告から約4年をかけて、世界のほかの研究機関が、この現象の再現性について間違いないと証明してくれたに等しいという意味を持つのである。

いささか個人的な話題にもなるが、これには後日談があるので、少しふれさせていただきたい。じつはＮＮＣＣＳという概念は、現在では「non-neuronal ACh（ＮＮＡ）」という名前の、より大きな概念に拡張されている。前述したように、アセチルコリンが神経細胞以外の細胞でも産生されていることは以前から知られていて、1980年ごろから徐々に報告されはじめていた。だが、対象がごく一部の細胞に限られていたうえ、ほとんどの報告はアセチルコリン産生のための材料の証明に終始し、システムの機能までは解明していなかったことから、常識の枠組みを変えるほどのインパクトのある研究は生まれていなかった。

それから約30年を経て、心筋細胞においてNNCCSを発見したわれわれは、逆にそのほかの細胞におけるアセチルコリン産生に興味をもち、研究をはじめた。その結果、骨格筋細胞にもアセチルコリン産生能があることを見いだしたほか、異なる細胞であっても、基盤となる生理機能には共通点が多々あることにも気づいた。これは生物が進化史上、古くからこのシステムを細胞内に備えていたからであり、やがて個々の細胞は分化しても、基本的には似たような機能を宿しつづけてきたことを物語っている。

これらの研究成果をきっかけに、細胞一般におけるアセチルコリン産生能はNNAという概念として確立され、いまでは上皮系細胞や血管内皮細胞、免疫系細胞（リンパ球など）ほか、ありとあらゆる細胞にアセチルコリン産生能があることがわかってきている。つまり、心臓におけるNNCCSの発見が、全身におけるNNAの研究を飛躍的に進める結果となったのである。

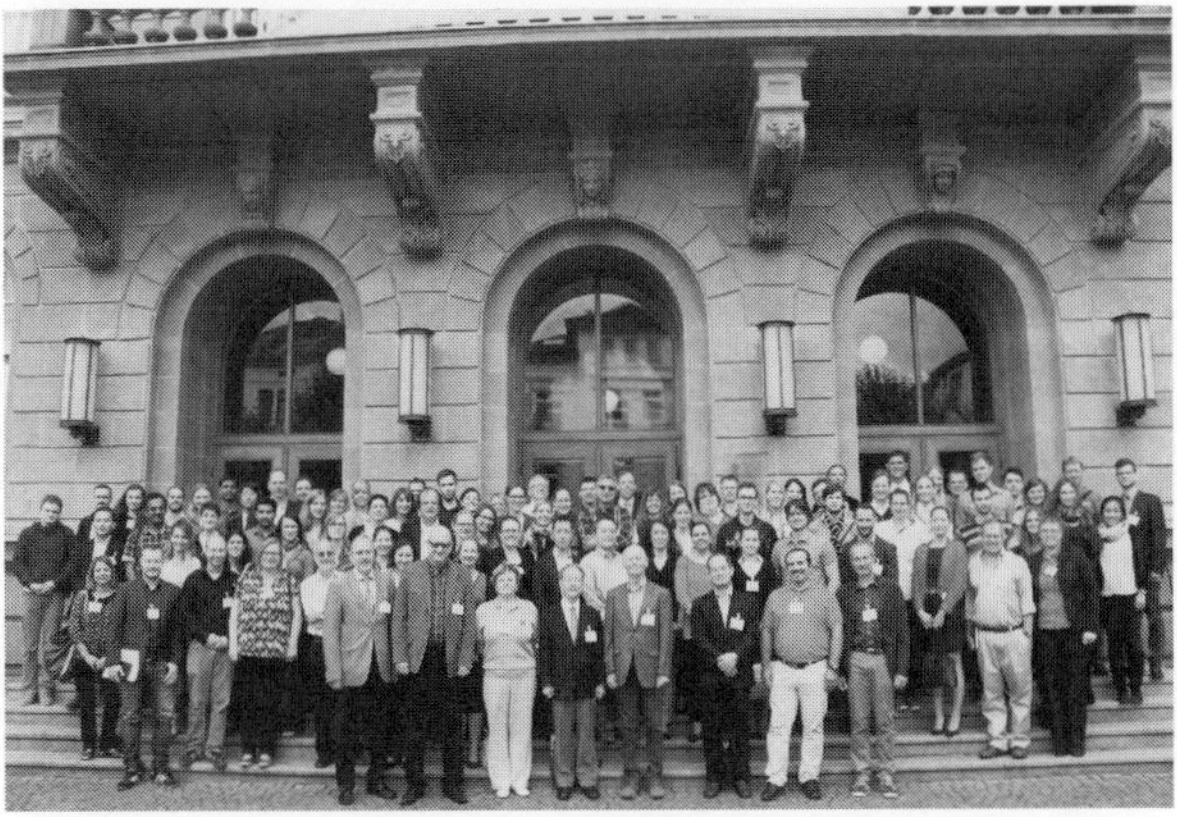

図4－6　ギーセン大学で開催された第４回NNA国際シンポジウム
最前列の右から３人目が筆者

現在、ＮＮＡの研究者たちは数年ごとに国際シンポジウムを開催していて、筆者は２０１４年の夏、ドイツのギーセン大学で開催された第４回ＮＮＡ国際シンポジウム（図４－６）に招待され、拙い英語でこれまでの研究成果を発表する機会を得た。その会場で筆者は、われわれの論文のあとにＮＮＣＣＳの論文を発表した著者らと初めて出会い、互いの研究を認めあうという言いようもなくすばらしい経験をすることができた。

彼らはそれぞれの発表で、筆者の論文を紹介するとともに、これがＮＮＣＣＳについての最初の論文であると認識しているとコメントしてくれた。たとえそれがリップサービスであるとしても、筆者は面映《おもは》ゆい気持ちでいっぱいであった。

第5章 NNCCSはなぜ宿ったのか

では副交感神経は何をしているのか？

ここまでをお読みになって、疑問を感じている方も多いのではないだろうか。

筆者は本書で、心臓において交感神経のプラス作用に対抗するマイナスの作用をもつ副交感神経を「第一の主役」として紹介した。さらに副交感神経の機能を分子レベルで見ていき、神経伝達物質となっているアセチルコリンを「第二の主役」として位置づけた。

ところが、前章で見たように心臓において副交感神経終末の分布は、交感神経終末と比べるとあまりにも少なく、じつはその心室レベルにおいて検出されたアセチルコリンのほとんどは、新たに発見されたNNCCSによってつくられていた。それは、神経細胞ではなく心筋細胞みずからがアセチルコリンを産生する機構であった。

交感神経から放出されるノルアドレナリンに対抗するアセチルコリンをつくっているのはNNCCSであって、副交感神経はその役割を果たしていないとするなら、では副交感神経は、何をしているのだろうか。「主役」扱いなどしたのは筆者の買いかぶりすぎで、実際はやはりその名のように、なくても困らない存在なのではないか——。

読者がこのような疑問を抱いたとしても当然である。じつは筆者自身も、NNCCSを発見してからは同様のことを考えていたのだから。

はたして心臓において、副交感神経には存在意義があるのだろうか。あるとすれば、それは何なのだろうか。この章ではまず、これについて考えてみたい。

ポジティブフィードバック仮説

筆者はまず、次のような見立てをしてみた。ＮＮＣＣＳが存在していてもなお、副交感神経に意味があると仮定すれば、ＮＮＣＣＳが産生するアセチルコリンと、副交感神経から放出されるアセチルコリン（ごく微量ではあるが）との間にはなんらかの関係があるはずである、と。

私たちの心臓に、最終産物として同じアセチルコリンを産生する二つのシステムが存在しているということは、二つがまったく無関係に独立していると考えるより、何かしら関係性をもっていると考えるほうが自然であろうと考えたのである。

であるとすれば、両者はお互いに、どのように影響しあっているのだろうか。

ここで、心臓における副交感神経終末の分布について確認しておくと、心室においては圧倒的に少ないながらも、決して皆無というわけではない。ごくわずかではあるが、分布はしているのである。この光景を思い浮かべながら考えてみると、もしかしたら「少ないけれどゼロではない」ところに、見逃してはならない意味があるのではないかという気がしてきたのである。

たとえば以下のように想像することはできないだろうか。NNCCSの発見によって、心室がアセチルコリンを産生する能力をもっていることはわかった。そこに、ごくわずかに分布している副交感神経終末の、もし1ヵ所からでもアセチルコリンが放出されることで、その場所にある心筋細胞がもつアセチルコリン産生能力にスイッチが入り、活性化するということがありうるのではないだろうか。それ自体はごく微量であっても、そこから発した活性化の情報が隣どうしの心筋細胞に次々と伝播していき、結果として心臓全体のアセチルコリン産生能力を高めるということは考えられないだろうか。

筆者がこのようなことを考えたのは、心筋細胞はギャップ結合という独特の結合様式をもっているからである。序章でも紹介したが、心筋細胞には小さな物質を通すチャネルのような穴があり、ここにイオンを通すことで電気的興奮が細胞を次々と瞬時に伝わり、あたかも全体で一つの細胞のようなふるまいを見せる。副交感神経由来のわずかなアセチルコリンも、このギャップ結合によって心臓全体に影響をおよぼしているのではないかと考えたのである。

このように、ある系への入力が、その入力を増幅する方向に次々に拡散していくような様式を一般にポジティブフィードバックという。つまり筆者の仮説とは、副交感神経由来のアセチルコ

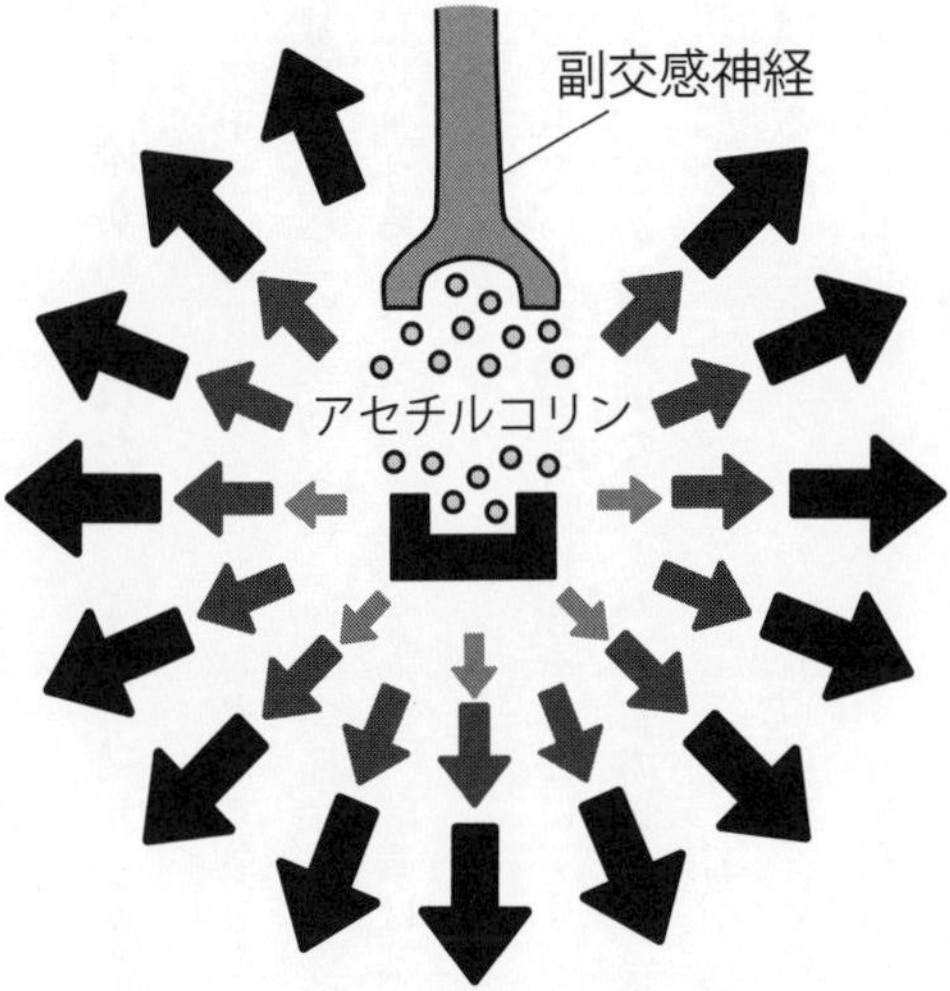

図５－１　アセチルコリン産生におけるポジティブフィードバック仮説のイメージ

リンとNNCCSとの間にもポジティブフィードバックの関係が成り立っているのではないか、というものであった。

副交感神経が放出した微量のアセチルコリンが、ある心筋細胞のアセチルコリン産生能を高め、アセチルコリンが分泌される。すると、その心筋細胞とギャップ結合によってつながっている周囲の心筋細胞にその刺激が瞬時に伝わり、それぞれがまたアセチルコリン産生能を亢進させて、周囲の心筋細胞へ分泌する。

このように、最初のわずかなアセチルコリンによって、まるでドミノ倒しのように次々と周囲の心筋細胞のアセチルコリン産生能が高まっていき（図５－１）、最終的には心室全体のアセチルコリン産生能が活性化されるという考え方である。

はたして、このようなしくみは実際に存在しているのだろうか。われわれは実験を試みた。

確かめられたアセチルコリン産生能亢進

アセチルコリンが合成される過程で最も重要な酵素は、前章にも名前が出たアセチルコリン合成酵素ChATである(図4-3参照)。アセチルコリンの産生能は、このChATが活性化あるいは増加することで高まるのである。酵素は基本的にタンパク質から構成されていて、ChATの場合もこれを構成するタンパク質の遺伝情報がメッセンジャーRNA(以下mRNAと記す)に転写されて、最終的にその情報をもとにアミノ酸配列が決定され、タンパク質がつくられる。ところで、この最終的なタンパク質の量(つまり酵素の量)は、一部の例外を除き、転写するmRNAの量によって決まることが知られている。ある遺伝子の転写量(つまりmRNA量)が増減すると、そのタンパク質の発現量も、それに比例して増減するのである。

実験の目的は、この転写のしくみを利用して、培養細胞の中のChAT遺伝子の転写量がアセチルコリンの影響を受けることでどう変化するかを調べることにあった。もし転写が活性化、あるいは転写量が増加すれば、アセチルコリンそのものがアセチルコリン産生能を高めるというポジティブフィードバックの存在が示唆されることになる。

実験にはレポーターアッセイという方法を用いた。これはターゲットとする遺伝子を、活性が測定しやすい別の遺伝子に置き換えるもので、この実験では、ChATの転写量を決めているゲノム上の領域に、ChATのかわりにルシフェラーゼという遺伝子を結合させた。ルシフェラーゼとはホタルの発する光のもととなる遺伝子で、活性化すると実際に光を放つ。その光量を測定することで、転写量を比較的容易に評価できる。要するにアセチルコリンによって光の量が増せば、ChAT遺伝子の転写が増加したことになるわけである。

はたして、培養細胞にアセチルコリンを加えたところ、ルシフェラーゼの活性による光の量は、徐々に増加していき、約8時間後には、増加のピークを示した。つまり、アセチルコリンによってChAT遺伝子の転写が活性化したのである。

また、心臓に発現しているアセチルコリン受容体はピロカルピンという刺激物質（アゴニストという）によってもアセチルコリンと同様の刺激を受けるのだが、このピロカルピンを加えても、ChAT遺伝子の転写活性は8時間をピークとして増加した。そして、いずれの反応も、アセチルコリン受容体阻害薬であるアトロピンによって完全に抑制された（図5－2）。

これらの結果はいずれも、ChAT遺伝子の転写がアセチルコリン受容体を刺激すると促進され

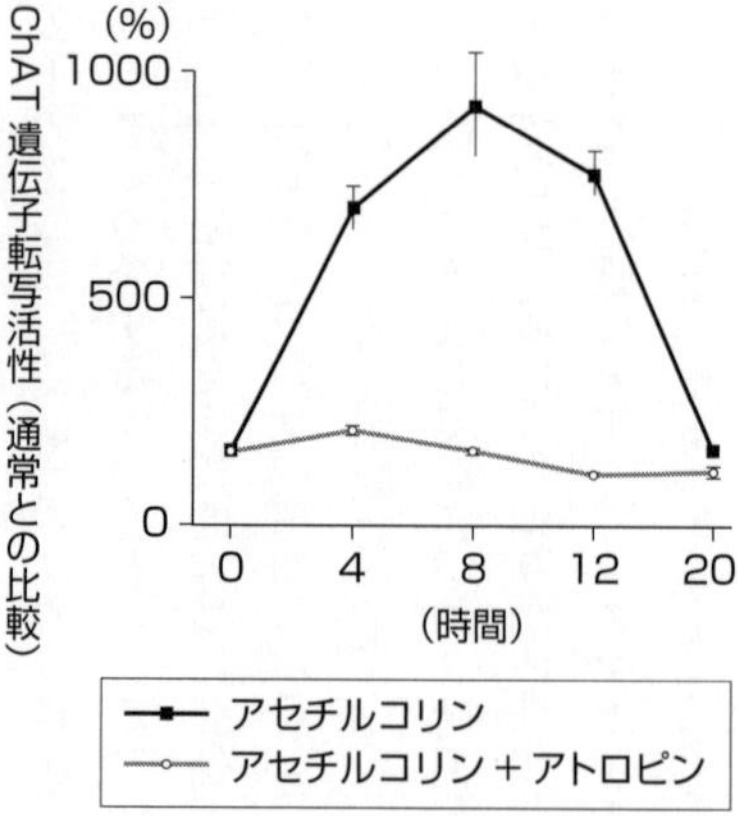

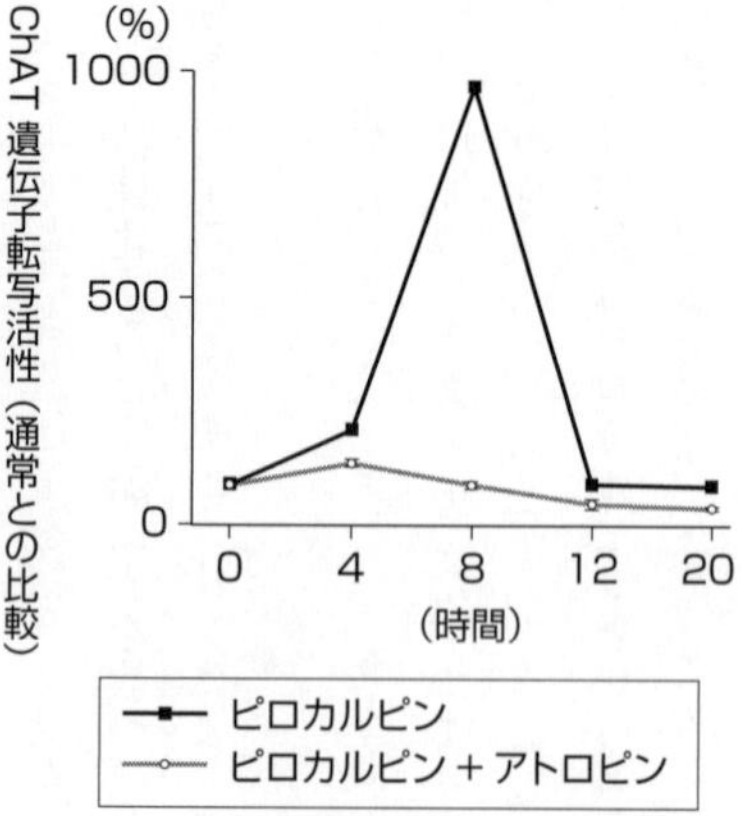

図5－2　アセチルコリン受容体を刺激するとChAT遺伝子転写活性が増加する
上：アセチルコリンを加えた場合
下：ピロカルピンを加えた場合
いずれもアトロピンを加えると反応は抑制される
（参考文献［9］を改変）

ることを示していた。つまり、ChAT遺伝子によるアセチルコリン産生能がアセチルコリン自体によって亢進すること、すなわちポジティブフィードバック機構がはたらいている可能性が提示されたのである。

証明されたポジティブフィードバック機構

ただし、この実験ではまだアセチルコリンの産生能が高まることがわかっただけである。実際にアセチルコリンの刺激によって、アセチルコリンが産生される量が増加することを直接証明するにはどうしたらよいであろうか。問題は、アセチルコリンそのもので刺激を与えると、産生されたアセチルコリンとの区別がつかないことである。

そこで、アセチルコリン受容体の刺激物質ピロカルピンを用いることになる。さきの実験でピロカルピンの効果を確認したのはこのためであった。われわれはラットの心筋細胞にピロカルピンによって12時間以上の刺激を与えてから、アセチルコリンが増加したかどうかを高速液体クロマトグラフィーで測定した。その結果、心筋細胞内のアセチルコリン含量はおよそ3倍に増加していることが明らかとなった（図5－3）。

これによってまさしく、アセチルコリンによってアセチルコリン産生が促進されるポジティブ

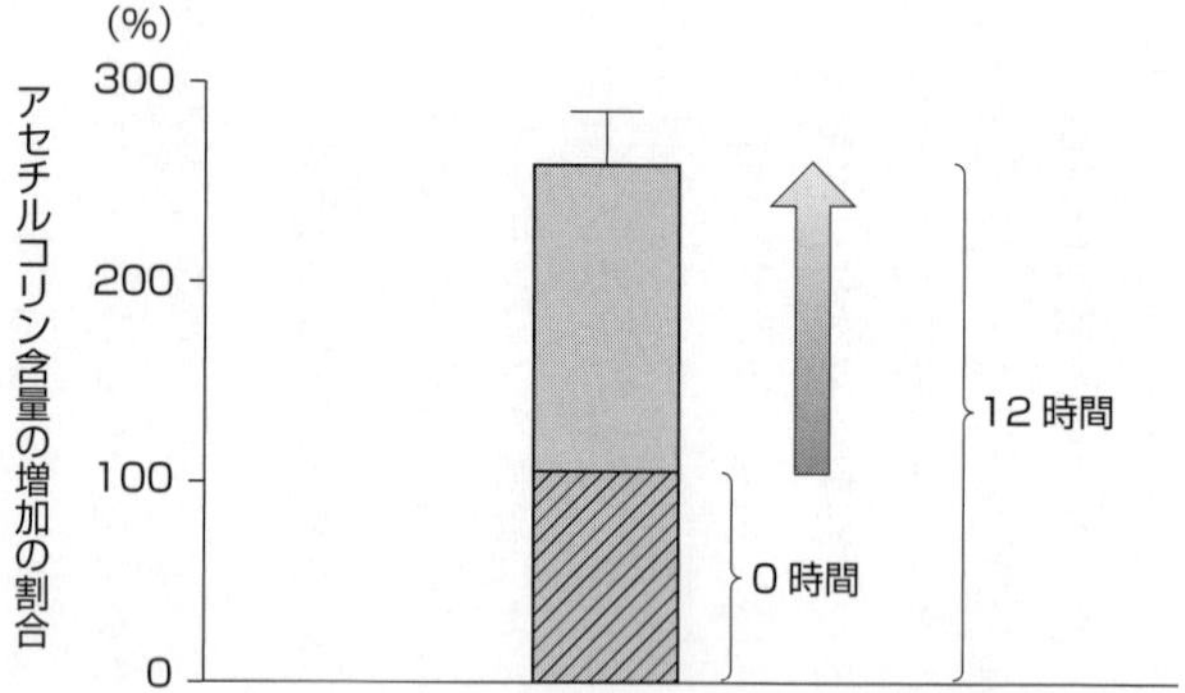

図5－3　ピロカルピンが心筋細胞内のアセチルコリンを増加させた

（参考文献［9］を改変）

フィードバック機構が、実際に心筋細胞に存在していることが証明されたのである。

この概念は、副交感神経終末から放出されたアセチルコリンが単にその近傍にあるアセチルコリン受容体に作用することを意味するだけではない。図５－１のように放出されたアセチルコリンが、その近隣にある心筋細胞に対してアセチルコリン産生を促す引き金としてはたらき、さらにその引き金が次から次へと、まるで「波紋が広がるように」心臓全体に伝播していくという新しい様式の提唱であり、非常に意義深い概念であるといえる。

この概念の実在をさらに確かなものとするには、このような伝播様式が実際に起こっているさまを、なんらかの方法でビジュアライズして目で見える形にする必要があろう。そのようなイメージングに関するテクノロジーの今後の進歩に期待したい。

なぜ私たちはNNCCSを獲得したのか？

ここまでに紹介したいくつかの発見は、心臓についての従来のイメージを大きく覆すものであろうと自負している。

私たちの心臓には、アセチルコリンをみずから産生するNNCCSというシステムが備わっていた。それはまさに副交感神経とアセチルコリンとの協働システムであり、副交感神経から放出されたアセチルコリンが、さらにアセチルコリン産生を促すというポジティブフィードバック機構によるものであることが明らかになった。

心臓における交感神経と副交感神経の分布は、量的にはきわめてアンバランスであるものの、質的にはこうしたシステムによって絶妙の均衡が保たれ、心臓は死なずにいられるのである。ここに心臓は、これまでとはまったく違う素顔を私たちの前に現したといえる。

しかし、ここで読者はこのようには思われないだろうか。いったいなぜ私たちの体にはこのようなシステムが存在しているのか？　心臓にアセチルコリンが必要なのであれば、副交感神経の入力をもっと増やしてもよかったのではないか。なぜわざわざ、心臓みずからアセチルコリンをつくるなどという手の込んだシステムを生物は選択したのか？

これはもっともな疑問だが、その答えのヒントは前章ですでに述べている。進化の過程においてて、生物に神経系が見られるようになったのは約4億年前、つまり比較的新しく獲得されたものなのである。それに対して細胞内でアセチルコリンを産生するシステムは、30億年以上も前のバクテリアにも備わっていた。心臓においても、むしろNNCCSがあったからこそ、副交感神経の入力が少なくてすんだ、という見方もできるのではないだろうか。だとすれば、心臓の自律神経のアンバランスという長年の謎がNNCCSによって解けたことになるのだが——。

進化の話が出たついでに付言すると、個体発生における自律神経系の現れ方は、おもしろいことに副交感神経系のほうが先につくられ、交感神経系があとからできる。このことからも「副」という名の不適切さがわかる。どうも生物にとっては副交感神経のほうがより先に必要とされたようである。

NNCCSは私たちの体で何をしているのか？

NNCCSを発見したわれわれの次の仕事は、それが心臓においてどのように機能しているかを確かめることであった。言い換えれば、NNCCSによって心臓に産生されるアセチルコリンは何をしているのか、ということである。すでに第3章で交感神経からのノルアドレナリンに対抗する物質であることはおおまかに述べたが、ここからは実験によって、その機能を確定していくことになる。

ある未知のものについて、その生理学的機能を見いだすための実験においては、最近では次の二つの方法が常套手段となっている。

(1) その機能を人為的に欠失または抑制させる

(2) その機能を人為的に亢進させる

薬剤や遺伝子改変マウスなどを用いて、この両方を試した結果が相反するものであったときに初めて、その機能が見いだされたことになる。ただし、実験手法は次のようにも分けられる。

(A) *in vitro*実験（細胞などによる実験）

(B) *in vivo*実験（動物による実験）

つまり実験には2×2＝4通りのスタイルがある。すべてを試せれば理想的だが、(1) と (2) は経済的あるいは技術的な理由から、どちらかのみであることが少なくない。逆に (A) と (B) では*in vitro*のほうが技術的には*in vivo*よりおおむね平易である反面、*in vivo*ではその結果が必ずしも証明されないことも多いため、*in vitro*実験後に*in vivo*実験でも再確認することが必要とされている。

四つの実験すべてにおいて矛盾のない結果が得られれば最も信頼に足る結果といえるが、実際にはそうなる場合は多くはない。

NNCCSは細胞の酸素消費を抑える

このオーソドックスな方法選択にのっとり、まずわれわれは細胞レベルの*in vitro*実験においてNNCCS機能を欠失させたとき、細胞ではどのような変化が起こるかを検討した。すなわち（1）＋（A）の組み合わせによる実験である。

具体的には、ヒト由来の培養細胞やマウスの心筋細胞からChAT遺伝子の転写活性を人工的に減少させて、NNCCSの機能、つまりアセチルコリン産生能を極力低下させたChATノックダウン細胞を作製し、そこにどのような異常が現れるかを調べた。

このChATノックダウン細胞は、見た目には通常の細胞との違いはなんら認められなかった。増殖能力においても、細胞死の起こしやすさにおいても区別はつかなかった。ところが、さまざまな評価指標を用いて検討していくうちに、驚くべきことがわかった。ChATノックダウン細胞では、培養されている培地の酸素濃度が、通常の細胞のそれより低下していたのである。このことは、ChATノックダウン細胞は通常の細胞よりも酸素をより消費するようになっていたことを意味している。

次にわれわれは、これとは真逆の状態をつくってみた。すなわち、通常の細胞に外からアセチルコリンを添加したのである。これは（2）＋（A）の組み合わせによる実験ということになる。すると、通常の細胞を培養する培地の酸素濃度が上昇した。つまり、酸素の消費が抑制されたのである。

以上の結果から、NNCCSには細胞の酸素消費を抑制的にコントロールするという機能があることがわかったのである。

ターゲットはミトコンドリア

私たちは酸素を消費することで、何を得ているのであろうか。それは前にも述べたように、エネルギーの源ATP（アデノシン三リン酸）である。

生物がATPを産生する活動を代謝といい、それには大きく分けて次の二つの経路がある。

①解糖系＝酸素を消費しない嫌気的な代謝経路
②TCAサイクル＝ミトコンドリアが酸素を消費する好気的な代謝経路

この二つの経路ではATPの産生量が著しく異なっていて、圧倒的にTCAサイクルのほうが多い。ミトコンドリアのATP産生能力がきわめて高いからである。

ところが第3章で述べたとおり、酸素を消費しながら大量のATPを産生すると、その副産物として、細胞の機能やDNAに多大な悪影響を及ぼす活性酸素が生じる。効率のよい方法を求めることは、一方では諸刃の剣のごとく、細胞にとって（つまり私たちにとって）毒になるものを生みだす結果にもなるのである。

以上から考えれば、NNCCSが細胞の酸素消費量に対して抑制的にはたらくということは、NNCCSは好気的代謝であるTCAサイクルを抑制する、すなわちミトコンドリアをターゲットの一つとしていることを意味しているのである。

生物の生涯にわたり莫大な仕事をこなす心筋細胞は、すべての細胞の中でもとくに多くのミトコンドリアを含有している。そう考えれば、心臓においてNNCCSが発達したのはむしろ当然のことにも思える。

では、NNCCSは具体的に、ミトコンドリアに対してどのように機能しているのだろうか。

私たちの体の遺伝情報、つまり遺伝子DNAには、核内でコードされている通常のものと、ミトコンドリアでコードされているミトコンドリア由来のものの2種類がある。情報量は核でコードされている通常のＤＮＡのほうが圧倒的に多く、ミトコンドリア内ＤＮＡのほうは、ほぼ電子伝達系を構成するタンパク質の情報に限られている。このミトコンドリア特有のＤＮＡの翻訳に関わるＴＦＡＭ（mitochondrial transcription factor A）という転写因子の発現を、ＮＮＣＣＳ由来のアセチルコリンが抑制している可能性が示唆されている。

多くの読者もご存じのように、ミトコンドリアの前身は太古の地球上に酸素が急増したときにいちはやく好気的代謝システムを獲得した生物であったとされる。彼らはまだ酸素を使うことができない生物たちの細胞内に入り込み、一種の共生関係をつくりあげた。そのときから宿主の体内では、ミトコンドリアの暴走を抑止する「護衛者」としてのアセチルコリン産生システムがつくられていたのではないだろうか。

心臓を不整脈から守るしくみ

ところで、われわれが試みた（１）＋（Ａ）の実験（ＮＮＣＣＳ機能を欠失させた*in vitro*実験）ではもう一つ、ＮＮＣＣＳの意外な機能が明らかになっていた。それは、これまでに述べてきた代謝にまつわる機能とはまったく異質のものであった。

その説明の前に、読者には序章で述べた心筋細胞に特有のギャップ結合について思い出していただきたい。それは洞房結節（ペースメーカー細胞）からの拍動という電気的信号を、個々の心筋細胞がまるで1個の細胞のように同期して伝えていく結合であった。

ギャップ結合とは、難しい言葉でいえば「細胞間相互作用」の一つである。これは細胞と細胞とを接着するはたらきのことで、わかりやすい例としては、皮膚における表皮細胞どうしの接着がある。そうすることで皮膚にバリアーとしての機能をもたせ、外からの異物の侵入を防いでいるわけである。これに比べるとわかりにくいかもしれないが、心筋細胞のギャップ結合にもやはり、心臓にとっては重要な意味がある。

心筋梗塞を起こした心臓は、不整脈を起こしやすくなり、ときに命にかかわるような致死性不整脈にまで至ることがある。この致死性不整脈の発生原因として、一つにはギャップ結合機能の低下があることが報告されている。

ギャップ結合が正常に機能していれば、心筋細胞どうしの電気的流れによどみはなく、心室においてペースメーカー細胞から発生した電気的信号は、心室上部から心尖部に向かって伝えられる。だが、もしその途中に、ギャップ結合機能に異常をきたし、たとえば心筋の中にぽつんと線維組織に変質した部分（症状のない小さな心筋梗塞や心筋変性によって、心筋細胞が死んだ場合に起こるとされる）があると、電気的信号はそこを避けて流れることになる。

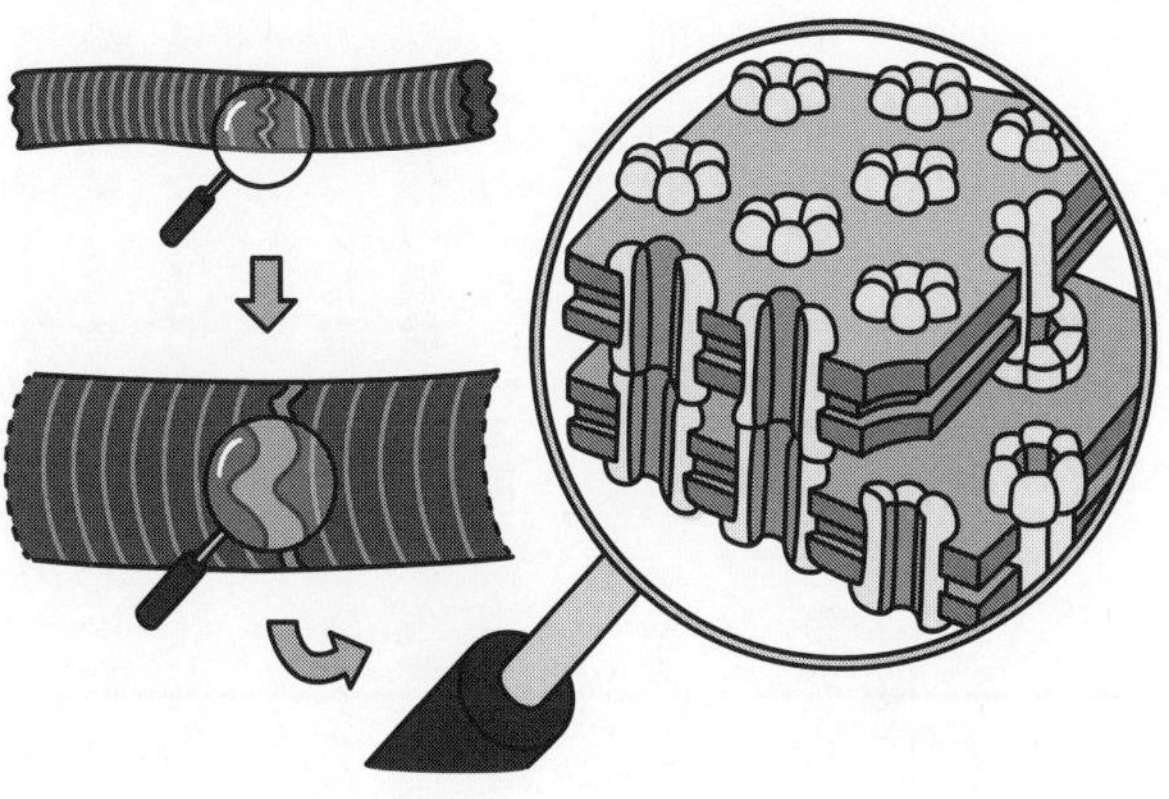

図5-4　ギャップ結合の構造
結合部を拡大すると、コネキシンが6個集まったコネクソンがたくさん見える

川の流れの中に大きな岩を置いた場合を想像していただきたい。川の水はその岩を避けて流れたあと、岩の向こうですぐに流れがゆるやかになり、そのために左右両側に渦ができて、結果として水の流れにはよどみができるであろう。心臓においても同じように電気的信号の流れによどみができ、そこが不整脈の発生部位となりうる。そこを起点として、電気的渦巻き（リエントリー）が起こることこそが、致死性不整脈の原因とされているのである。ギャップ結合の重要性がおわかりいただけたろうか。

ギャップ結合の促進に重要なはたらきをするのが、コネキシンというタンパク質である。図5-4のようにコネキシンが6個集まってコネクソンという物質の通り道を形成し、その中を分子量の小さい物質や電気が通っていく。この通り道が心筋細胞どうしの電気的な興奮を瞬時に伝えるため、心臓は全体で一つになったように収縮と拡張を繰り返すのである。なお、コネキシンにはさまざまな分子量があり、とくに心室レベルで発現しているのは分子量4万3000のコネキシン43である。

ギャップ結合機能は、心臓がなんらかのストレス、たとえば低酸素に曝されたときは、コネキシン自体の機能が瞬時に停止することで抑制される。この抑制メカニズムの一つとして、コネキシン43のユビキチン化がある。ユビキチン化とは不要になったタンパク質に特殊なマーク（ユビキチン）をつけることで、そのタンパク質を廃棄処分とすることである。そのようなマークをつけられたタンパク質は、細胞内にあるプロテアソームというタンパク質分解工場へと運ばれ、そこで消失する運命にある。コネキシン43の分解は意外なほど速く進行し、分単位で心筋細胞から消えていく。このタンパク質の半減期が、とくに低酸素状態においてはかなり短いためである。

このようにコネキシン43が機能低下あるいは消失すると、ギャップ結合に大きな支障をきたし、不整脈を引き起こしやすくなるのである。

NNCCSとギャップ結合

ギャップ結合機能に欠かせないこのコネキシン43に、じつはNNCCSが関与しているという読者は驚くであろうか。

さきほどの実験でも使用した、アセチルコリン合成酵素ChATをつくる遺伝子をノックダウンしたChATノックダウン細胞を、われわれはじつにさまざまな組織由来の細胞を用いて作製した。その中に、マウスの心房の細胞から確立したHL－1細胞というものがあった。これは心房筋の性質をある程度維持しながら、セルライン化（不死化）したものである。心筋細胞の培養には初代培養系（心臓から直接採取した細胞）を用いるのが基本だが、実験のたびに用意するのは非常に骨が折れる。その点、セルラインにはみずから増殖するという長所がある。また、初代培養系は遺伝子操作が非常に難しいのに比べ、セルラインは操作が簡単でもある。そのため、初代培養系ほど本来の心筋に近くはないが、マウス心筋のセルラインとしてHL－1細胞がよく用いられている。

この細胞を用いてChATノックダウン細胞を作製したところ、細胞個々に発現するはずのコネキシン43の発現量が、非常に少なくなっていた。細胞をバラバラにして、個々の細胞どうしが影

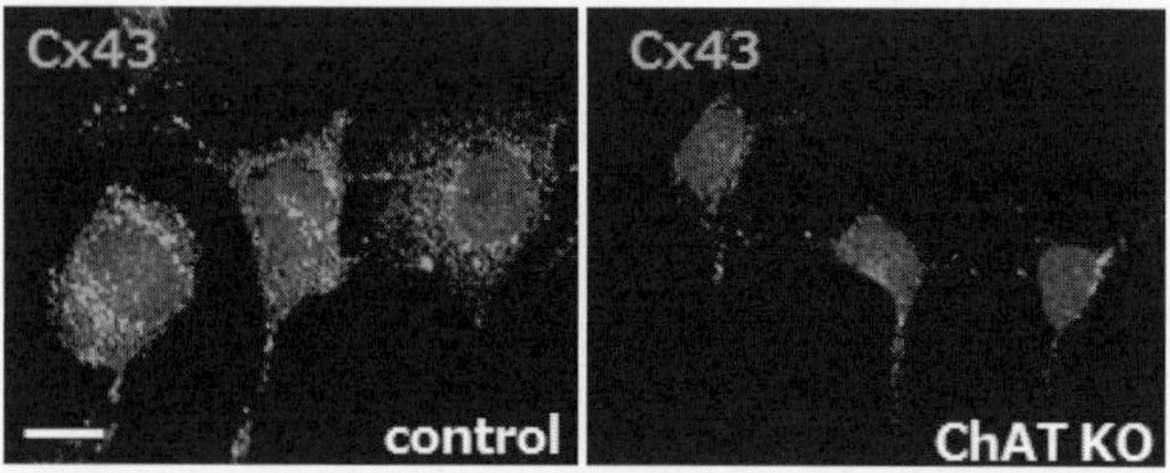

図5－5　ChATノックダウンHL-1細胞ではコネキシン43が激減する
[細胞をばらばらにした状態]
左：通常細胞　右：ChATノックダウン細胞（参考文献［15］より）

響を受けない状態で培養しても、やはりコネキシン43発現量は著しく低下していた（図5－5）。これはわれわれも予想していない奇妙な現象であった。

さらに顕著な異変は、この細胞を今度は密集させて、個々が密に接触しあう状態にして培養したときに明らかになった。通常ならばコネキシン43は、細胞どうしが接着したときにつくる接着面に沿うように、帯状に発現することが知られている。それを確認することで、ギャップ結合が機能していることが目に見える形で評価できるのである。ところがHL－1細胞由来のChATノックダウン細胞どうしを密にして培養した状態では、本来あるべき細胞間でのコネキシン43の帯状発現が、まったく認められなかったのである（図5－6）。

これはChAT遺伝子をノックダウンすることで、NNCCSの機能が欠失し、心筋細胞でのアセチルコリンの産生が阻害されたことが原因と考えられた。

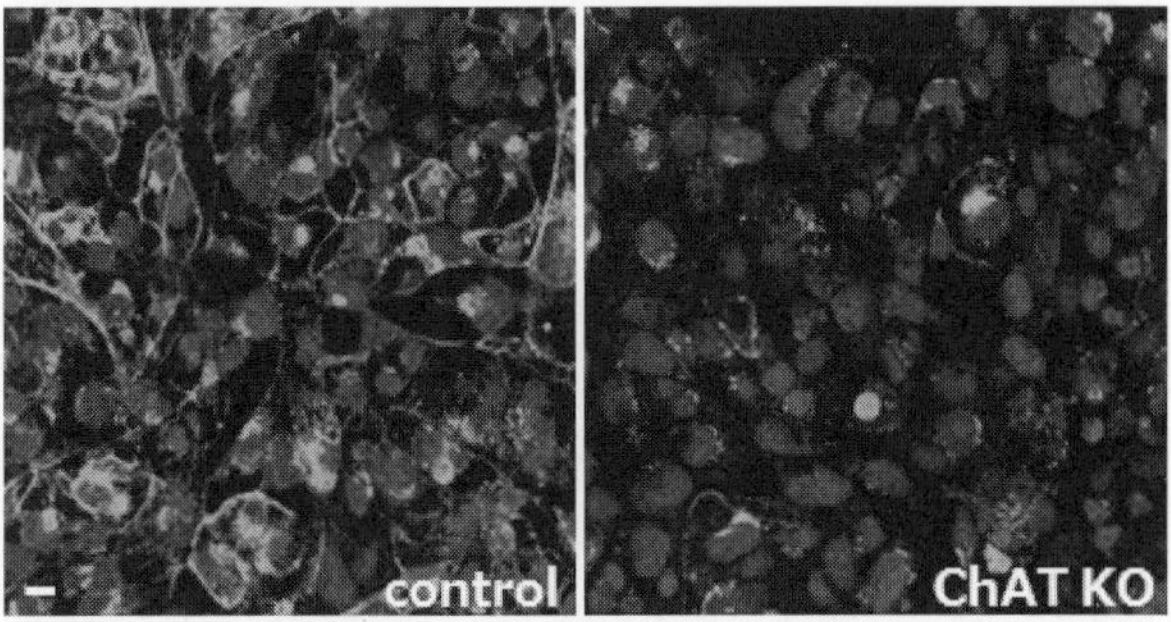

図5-6　ChATノックダウンHL-1細胞ではコネキシン43が激減する［細胞を密集させた状態］
左：通常細胞　右：ChATノックダウン細胞（参考文献［15］より）

以上から、NNCCSはギャップ結合の維持にも重要な役割を果たしていることがわかったのである。

なお現在では、このギャップ結合のみならず細胞一般における細胞間相互作用が、NNCCSが拡張された概念であるNNAによって維持されていることがわかってきている。たとえば組織や上皮を形成して外界に対するバリアーとなる上皮系細胞でも、これを用いてChATノックダウン細胞を作製したところ、細胞間接着に関わるβ-カテニンという分子の発現が低下していた。このようにNNCCSにおいて明らかになった機能が拡張される形で、NNAの機能も解明が進んでいるのである。

活性酸素産生の抑制を確認

ここまでに紹介したのは、細胞が生理学的状況にあった場合、つまり正常な状態にあった場合のNNCCSの機能であった。次にわれわれは、細胞が「非生理的な」状況——すなわち病的な外的環境下におかれた状況での機能を検討してみた。

病的状況の最も一般的なケースとしては、低酸素状態がある。そのとき、NNCCSの機能が保たれている場合とそうでない場合とで、細胞にはどのような変化がみられるのであろうか。

われわれは心筋細胞のギャップ結合を見るときに用いたHL-1細胞からChATノックダウン細胞を作製して、実験に使った。まずは何も手を加えずに、この細胞を野生型細胞（コントロール細胞＝対照させる細胞のこと）と比べてみたところ、細胞増殖能などにとくに問題は認められなかった。しかし、細胞内のATPの量を見ると、ChATノックダウン細胞のほうが野生型細胞より多く消費されていて、含量が少なかった。つまり、NNCCSはATPの消費を抑制することがわかった。

次に、この細胞に交感神経の神経伝達物質ノルアドレナリンによる処理を試みた。こうすることでATP産生が亢進されて酸素が多く消費され、細胞は低酸素状態を引き起こす。さらに毒性の高い活性酸素の産生も促進されることが予想された。

はたしてその結果、低濃度下でこそ変化がなかったものの、ノルアドレナリンの濃度を徐々に上げていくと、細胞毒性が生じて死に至る細胞がみられはじめた。さらに、最高2mMまで濃度を

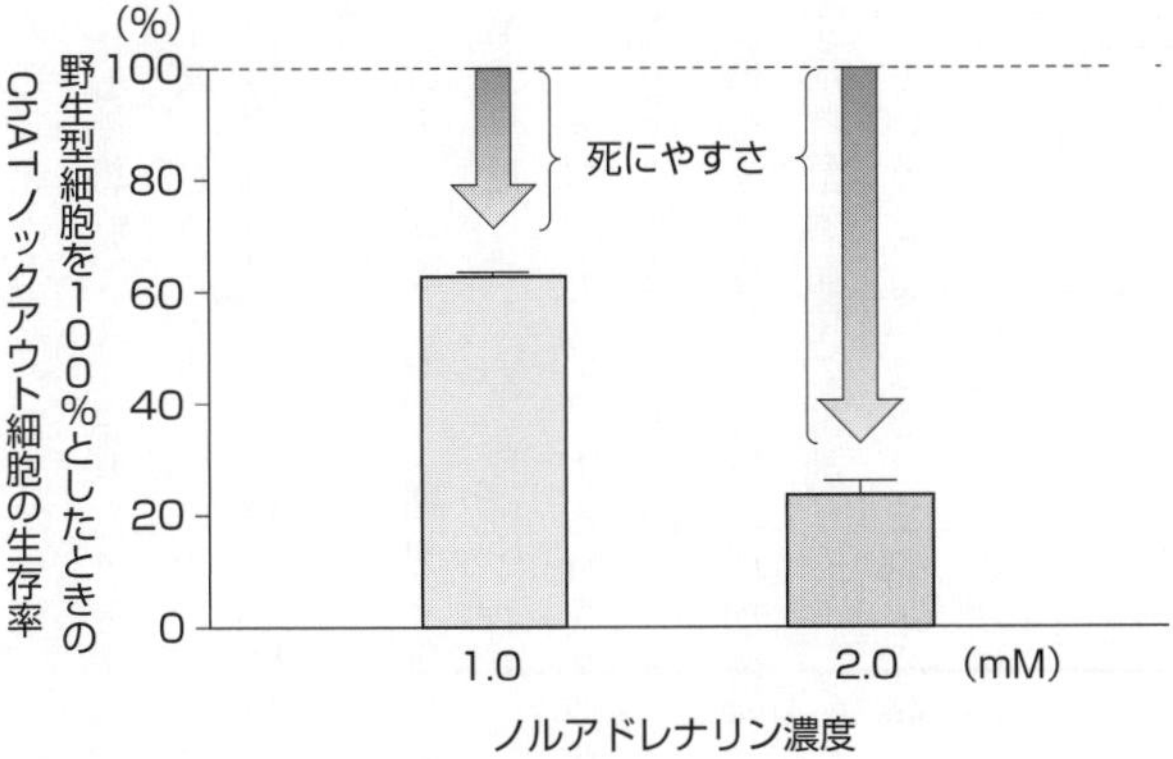

図5-7　ChATノックダウンHL-1細胞はノルアドレナリンによる細胞死を起こしやすい（参考文献［15］より）

上げると、野生型細胞と比較して、ChATノックダウン細胞の細胞生存率は20％近くにまで低下した（図5－7）。つまり、ChATが存在していない細胞はノルアドレナリンに対して抵抗性がないことをこの実験結果は示した。

そこで、細胞内で産生された活性酸素の量を調べるため、視覚的に評価できる方法を用いてみた。活性酸素が多い細胞ほど、細胞質が赤色に蛍光を発するようにしたのである。すると、ChATノックダウン細胞のほうが明らかに野生型細胞よりも強い赤色蛍光を発した。このことはまさに、NNCCSがアセチルコリンを介して活性酸素の産生を抑制していることを意味している。

現在、アセチルコリンの具体的な細胞への作用については、その入り口において次のようなしくみがあることがわかってきている。

心筋細胞で産生されたアセチルコリンは細胞外へ出て、その細胞表面のムスカリン受容体を介して、Giタンパクというタンパク質をリン酸化する。この物質が心筋細胞におけるアドレナリン受容体の情報伝達系に対して抑制的にはたらきかけることで、交感神経の作用を中和するのである。

以上が、*in vitro*（細胞レベルでの）実験によって明らかになったＮＮＣＳの機能である。もう一度、まとめて掲げておくと、
①ミトコンドリアによる酸素を消費する代謝の抑制
②ギャップ結合機能の促進
③低酸素状態や活性酸素増加に対する抵抗力の強化
④活性酸素産生の抑制
ということになる。なお、心筋細胞のみならず、ほかの組織に由来する細胞（ＨＬ－１細胞など）でも、ほぼ同様の機能が確かめられたことも強調しておきたい。

第6章 もう一つの大発見

アセチルコリンは人為的に増やせるか

前章で述べたように*in vitro*(細胞レベルでの)実験によるNNCCS機能の解明を進めていた筆者らは、当然、次におこなうべき*in vivo*(生体レベルでの)実験も計画していた。そのためには実験動物として、マウスを使うことになる。マウスは遺伝子の90%以上がヒトと共通しているうえ、さまざまな利便性も高い。ところが、あまり知られていないことかもしれないが、ノックアウトマウスなどの遺伝子改変マウスを作製するには意外に時間がかかる。最終的にこの実験計画に十分な数を用意するには、あと3年ほどが必要だった。

一方ではNNCCSの発見をきっかけに、NNA(細胞一般のアセチルコリン産生能)の研究も、世界の複数の研究組織で本格化していた。筆者らは大学では循環器に特化した研究室に属しているものの、これまでの経緯からしてもちろん、NNAは他人事ではない。NNCCS機能の*in vivo*実験による検証が可能になるまで足踏みをするわけにもいかず、われわれもNNAの研究に参入していくことになった。

かつての医学系研究の世界では、このように途中から研究のテーマや分野を変えることはなかなか難しく、また、歓迎されないことでもあったかもしれない。若いころに選んだ専攻分野を一生かけて究め、その道のスペシャリストとなることが、医学研究者の望ましい姿とされてきたからである。しかし技術革新がこれだけ進んだいま、かつてのような線引きはもはや意味をなさなくなりつつある。従来の研究領域の融合と、新たな研究領域の創造により、異質なバックグラウンドからの常識にとらわれない視点が、しばしばブレークスルーを生むようになっているのである。多岐にわたる細胞のアセチルコリン産生能を対象とするＮＮＡは、こうした気運を象徴する研究領域の一つといえるかもしれない。筆者らも循環器系研究者という立場を超えて、ＮＮＡの世界に参入していったのである。

ところで、神経系によらずに細胞内で産生されるアセチルコリンの有用性がわかってくると、次には誰でも同じことを考えるものである。すなわち、ＮＮＡのしくみに外から介入し、アセチルコリン産生能を人為的に亢進させて、細胞内アセチルコリンを増やすことはできないか、という発想である。ＮＮＡにおけるわれわれの研究テーマの一つも、そこにあった。ただし循環器系に本籍をおく者としては、やはり心臓をターゲットにしてやってみようということになった。したがって実質的には、ＮＮＣＣＳに介入して、その機能を人為的に亢進させることは可能か、が課題となったわけである。

われわれが検討したのは、次の二つの方法であった。

①薬剤の全身投与によって機能を亢進させる方法
②薬剤によらず理学的に機能を亢進させる方法
以下に、その結果を順に紹介していこう。

抗アルツハイマー薬が示した驚きの結果

①の薬剤による方法の検討では、ふとした思いつきが意外な展開を見せた。読者は第4章で、われわれが初めて心筋細胞にアセチルコリンを発見したとき、培養心筋細胞をあらかじめフィゾスチグミンという薬剤で処理したことをご記憶だろうか。アセチルコリンは細胞内に産生されると、瞬時にアセチルコリンエステラーゼという分解酵素によって分解されてしまうため、その阻害薬としてフィゾスチグミンを用いたのである。

ところで、このアセチルコリンエステラーゼ阻害薬にはフィゾスチグミンのほかにも、さまざまなものがある。たとえばドネペジルという薬剤を読者はご存じだろうか。これもアセチルコリンエステラーゼ阻害薬なのだが、その名前はアルツハイマー病の治療薬（根本的な治療ではなく進行を遅らせる）として知られている。なぜアルツハイマー病に使われているかというと、この病気においてはアセチルコリンを産生する神経細胞の数が減ることなどにより、神経伝達物質として神経間の情報をやりとりするアセチルコリンの量が減少することがわかっているからである。つまりアセチルコリン分解酵素を阻害してアセチルコリンの分解を抑えることで、相対的にアセチルコリンの減少を食い止める、というのがドネペジル投与のコンセプトである。

われわれはフィゾスチグミンもドネペジルも、その薬理作用を発揮するメカニズムから考えても、また、どちらも薬理学的にはアセチルコリン分解酵素阻害薬というのがもともとの位置づけであることから考えても、その薬理効果に大差はないであろうと考えていた。実際、心筋細胞内のアセチルコリン測定においては、心筋細胞をどちらの薬剤で処理しても同様に、液体高速クロマトグラフィーによりアセチルコリンを測定することができた（図６－１）。

しかしあるとき、一つの疑問——というか、遊び心が浮かんだのである。それは、心筋細胞の処理にあたり、この両者を同時に用いるとアセチルコリンの測定濃度はどうなるか、というものであった。科学的に考えれば何の根拠もない、他愛ないいたずらに近い思いつきである。

われわれは実際に、フィゾスチグミンのみを用いて処理した心筋細胞と、そのあとドネペジルも加えて処理した心筋細胞とに分けて、それぞれのアセチルコリン濃度を測定してみた。仮説としては、フィゾスチグミンだけでも分解酵素阻害薬として十分な量を用いているので、そのあとドネペジルを追加したところで効果は頭打ちであろうから、両者のアセチルコリン濃度に差はな

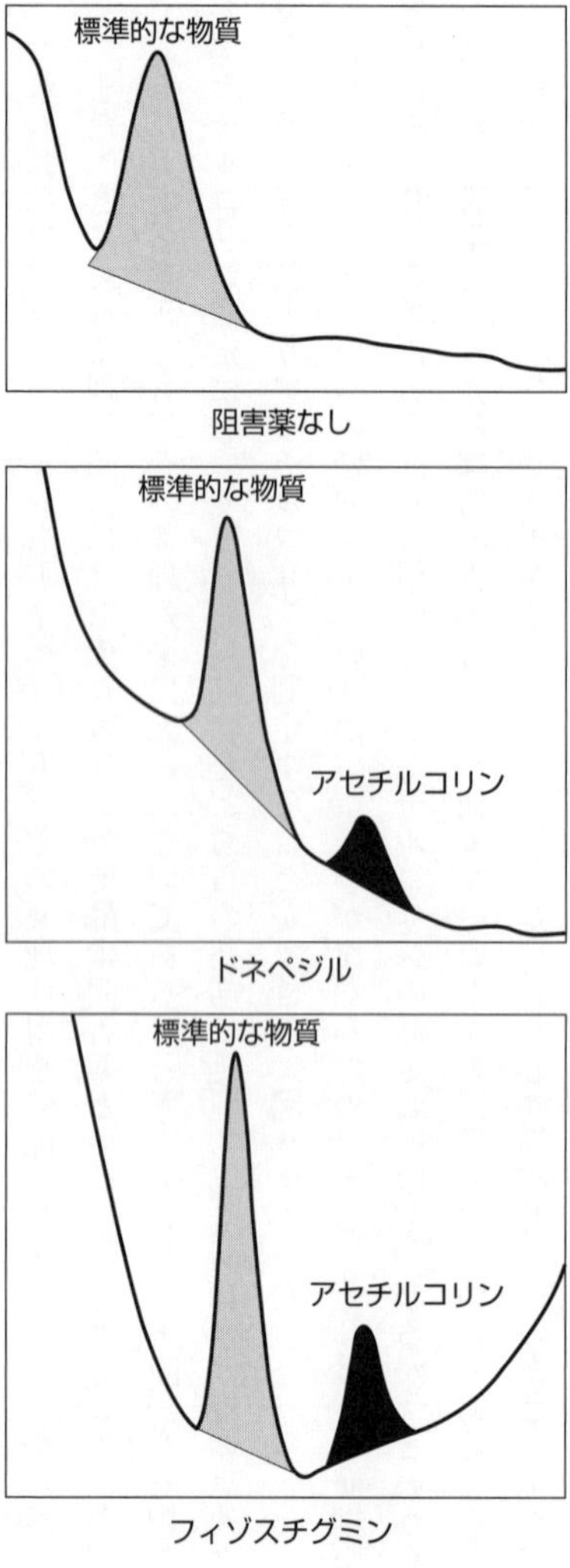

図6－1　ドネペジル、フィゾスチグミンのいずれで処理をしても心筋細胞内にはアセチルコリンが認められる

い、というものであった。ところが、この予想は大きく外れたのである。

フィゾスチグミンのみで処理した心筋細胞より、そこへドネペジルを追加した心筋細胞のほうが、24時間後のアセチルコリン含有量は有意に増加していた（図6－2）。最初にこの現象を見たときは何かの間違いではないかとデータを疑い、そのあと何度も同じことを繰り返した。だが、結果はすべて同じであった。

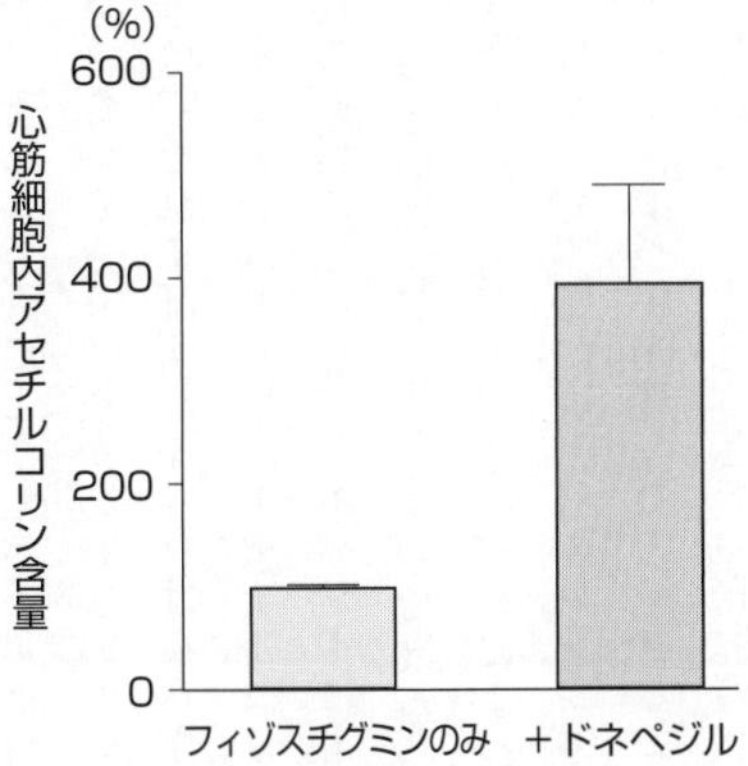

図6－2　ドネペジルは心筋細胞内のアセチルコリン含量を増加させる（参考文献［９］を改変）

しかたなく、この現象を信じるしかないということになったが、いったいこれは、何を意味しているのであろうか。うまい説明が見つからず、われわれは頭を抱えた。

ドネペジルにおける発見

苦慮したあげく筆者らがたどりついたのが、もしかしたらドネペジルを添加したことで、心筋細胞のアセチルコリン産生能すなわちＮＮＣＣＳの機能が強化されたのではないかという考えであった。そのようなことが起きる可能性があるかどうかなど、当然、誰にもわからない。ただ、そう考えないかぎり辻褄《つじつま》があわないというだけで立てた仮説であった。とはいえ、立ててしまった以上は、それを証明しなければならない。

そこでわれわれは、アセチルコリン合成酵素であるChATの遺伝子DNAからmRNAへ転写される過程に注目し、ドネペジルによって転写が活性化されることでアセチルコリンの産生能が高まるということがあるのではないかと考えた。ChATのタンパク質発現につながるChAT mRNAが、もしもドネペジルによって増加すれば、その可能性は高いといえる。

はたして実際に調べてみると、予想は当たっていた。ChAT mRNAの転写能は、まさにドネペジルによって亢進したのである（図6－3）。

しかし、よく見るとその亢進のパターンは、たとえば前章で示したアセチルコリンやピロカルピンによる亢進のパターン（図5－2参照）とは著しく異なり、非常にゆっくりとしたものであった。アセチルコリンなどの場合は8時間くらいをピークとしてすぐに上昇するものの、瞬く間にもとに戻ってしまうのに対し、ドネペジルのほうはそのようなことはなく、ChATタンパクそのものも増加していたのである。通常では、受容体を刺激するとそのレスポンスは一過性であり、ピークが過ぎればすぐに元に戻るのが一般的である。その意味では、ドネペジルによる反応

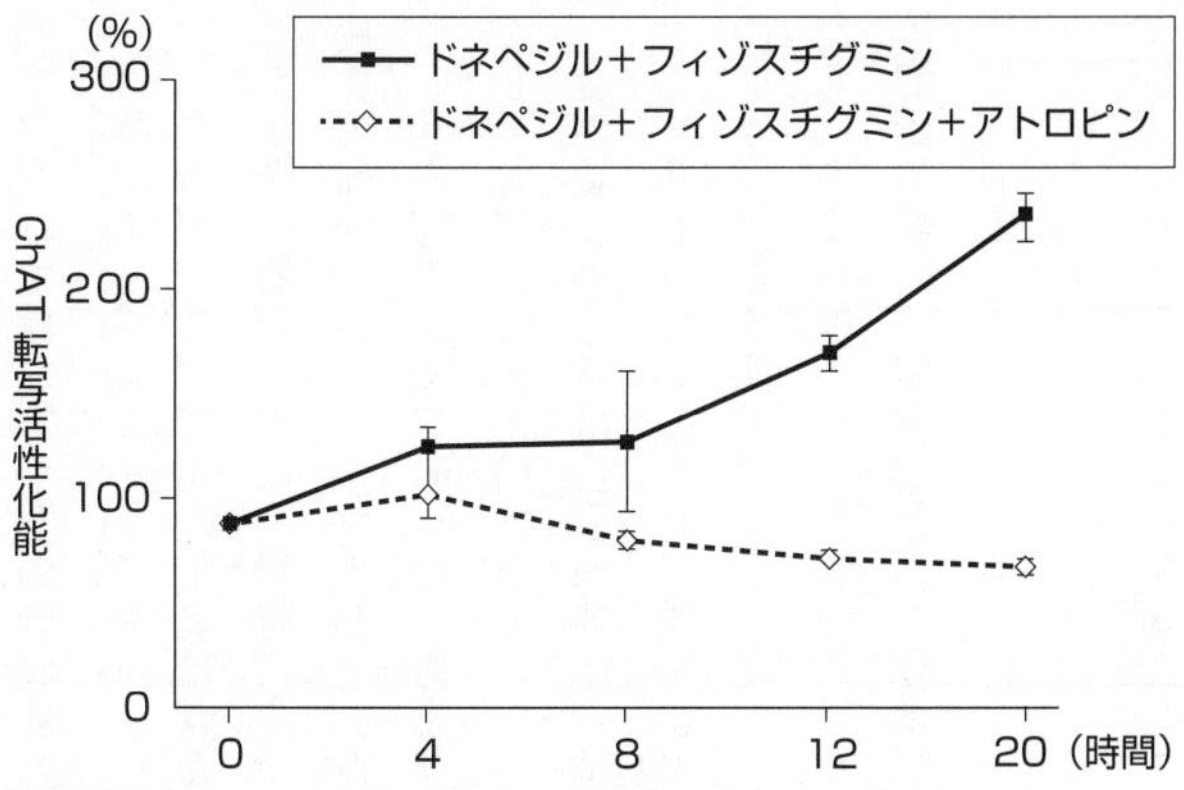

図6－3　ドネペジルはChAT転写活性をゆっくりと増加させる
（参考文献［9］を改変）

のほうがわれわれの常識ではむしろ特異的といえるのだが、なぜこのような反応になるのかはわかっていない。

不思議なことに、同じ分解酵素阻害薬でもフィゾスチグミンのみで処理した心筋細胞では、そのような現象は見られなかった。

いずれにしても、これらの結果から、ドネペジルには少なくともChATを介したアセチルコリン産生能を高める機能があることが、初めてわかったのである。

見過ごされていた論文

しかし厳密なことをいえば、これだけではまだ、ドネペジルによってアセチルコリン産生能が亢進する機構を説明するには不十分である。アセチルコリン合成酵素であるChATの転写活性とタンパク量の増加を証明するだけではなく、その合成能力そのもの、つまりChAT自体の活性が増加している証拠も示さなくてはならないからである。

ところが、ここでまた筆者は驚かされた。ドネペジルにChAT活性を増加させる能力があることを示唆するデータは、当時、すでに論文として報告されていたのである。日本の民間企業に所属する研究グループが発表していたもので、「ドネペジルによる神経細胞死抑制効果について」という内容の論文であった。あまり目立たないジャーナルに発表されていたので、筆者らも見過ごしてしまっていたのである。

その論文の主旨はChAT活性の増加とは別のところにあったので、その実験結果も派生データとして示されていただけであった。しかもそのデータではChAT活性増加効果は認められるものの、それほど著明ではなかったので、隅のほうに記載されるのみであったことから、世の研究者たちにあまり関心をもたれなかったのであろう。さらに、当時はドネペジルがアセチルコリン分解酵素の新しい阻害薬として登場したばかりで、従来の阻害薬と比べての特異性のほうに注意が向けられがちだったことも、ChAT活性増加効果に目が向かなかった一つの理由かもしれない。

ともかくも、こうしてドネペジルにはChAT活性を増加させる能力もあることが示されるにおよび、ドネペジルには心筋細胞のアセチルコリン産生能を高める作用、つまりNNCCSの機能を強化する作用があることが証明されたのである。

以上の結果は、非常に大きな意味をもっていた。NNCCSに対する人為的な介入を可能にするツールが、実際に一つ示されたからである。ゼロと1の違いは限りなく大きい。ドネペジルという薬剤、アセチルコリン分解酵素阻害薬の中の一つがその機能をもっていたことがわかったことで、類似の薬剤や、それから派生する新たな薬剤、あるいは機能が密接に関連するものにも、同様な効果が期待できそうだという道筋がついたからである。

NOが示したある可能性

次に二つめの、薬剤を使わずにNNCCS機能を亢進させる方法に挑んだ結果を紹介する。

筆者らがその検討をはじめるきっかけになったのは、NO（一酸化窒素）ドナーと呼ばれる薬物であった。NOドナーとは、NOの産生および放出を促進させる機能をもつ薬物の総称である。さまざまな薬剤の心臓でのNNCCS機能亢進作用についてスクリーニングをしているときに、たまたま、NOドナーによって心筋由来細胞のChAT発現誘導が惹起されているのを見いだしたのである。そのときは、使っていた心筋由来細胞が特殊なものであったこともあり、再現性のない特殊な一現象にすぎないと解釈していたのだが、ほかの薬剤と比較してそのChAT発現誘導効果は明らかであったので、印象深く記憶には残っていた。

NOは血管内皮細胞において産生され、その近傍の血管平滑筋にはたらいて、血管の弛緩（つまり血管径の拡張）に関与する物質である。NOが正常に分泌されているかぎり、血管のしなやかさがある程度は維持されるといわれている。したがっていま臨床では、血管内皮のNOを測定して、その人の血管機能を評価する指標としても利用している。

ところで、NOはどのようなときに産生されやすいかというと、血管の中を勢いよく血液が流れていて、血管に対して「ずり応力」という力がかかるときであることが知られている（図6-4）。流れがつねに一定であるよりは、断続的に流れの速さが変わるような状況において、NOがより多く産生されるのである。このことは、適度の定期的な運動をしている人はそうでない人よりもNOがより多く産生されていることを示唆しているとともに、増加したNOが血管平滑筋にもたらす弛緩作用により、ある程度の降圧作用が得られるという期待にもつながっている。

いったんは忘れたつもりになっていたが、筆者の脳裏からはスクリーニングのときに一瞬の可能性を見せたNOの残像が消えていなかった。なんとか、あれをつかまえることはできないものか。悶々とした日々を過ごしているうちに、ある思いつきが生まれた。人為的に血管内のNOを増やしてみたらどうだろうか？

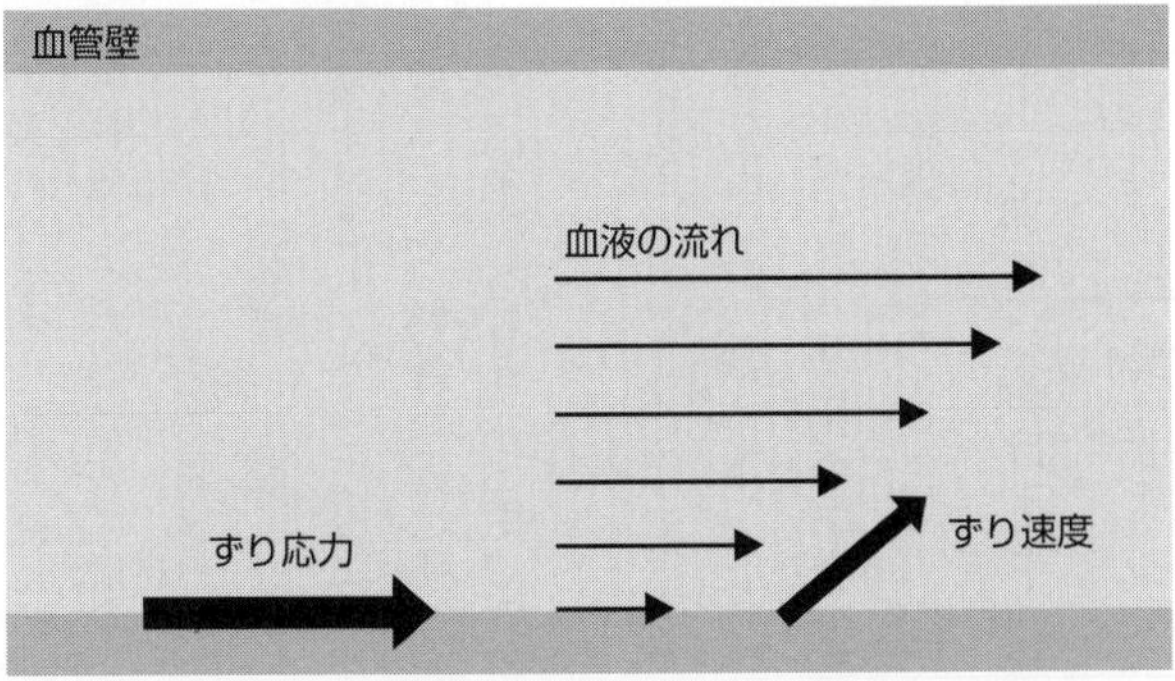

図6－4　ずり応力は「血管との摩擦」「血流のずり速度」から生じる

たとえば四肢（手足）の末梢を圧迫し、あえて血流を流れにくくしたあと、解除することで部分的により多くの血流を誘導し、より大きなずり応力を発生させるという方法はどうだろうか。これによってNOがより多く産生された結果、スクリーニングで見たようにChAT発現が誘導されるならば、薬剤によらないNNCCS機能亢進への可能性が開かれることになるのではないか——そんな思いつきであった。

もしも薬剤によらず、このように体の一部を利用するだけでNNCCS機能を亢進させる方法が見つかれば、私たちヒトの心臓治療において、大きな福音となる可能性がある。まず何より、服薬による患者の体への影響や負担を抑制することができる。加えて、医療経済学的に考えてみても、もし薬剤を生涯にわたって使用することになれば膨大な医療費がかかるが、たとえばそれを下肢圧迫のための装置のようなものに置き換えることができれば、初期費用とメンテナンス費程度ですみ、大きなコスト軽減につながるのではないか。これから著しい高齢化社会を迎え、医療費がうなぎのぼりとなるであろうことを考えれば、患者にとって経済的にも少しでもやさしい治療の可能性を提示することの意義は、小さくないのではないだろうか。

まずはこれでやってみよう、と筆者は決心した。

もちろん、勝算などはまったくなかった。NO産生の増加が、心臓に対してもなんらかの効果を及ぼすであろうことまでは想像していたが、そもそも心臓のアセチルコリン含量は、高速液体クロマトグラフィーでようやく測定できるほどの微量であるから、ほとんど変化を見いだせないだろうと思っていた。まして、それがNNCCSにまで結びつくなどということは、ただの願望の域を出ていなかった。それでも筆者には、薬剤によらないNNCCS機能亢進へのこだわりがあった。ほかに有力な方法もない以上、まずはやってみようという、いわば非科学的な姿勢で臨んだのであった。

マウスにおける下肢圧迫実験

四肢の圧迫と解除といったが、上肢（手）より下肢（足）のほうが血液の還流領域が大きいた

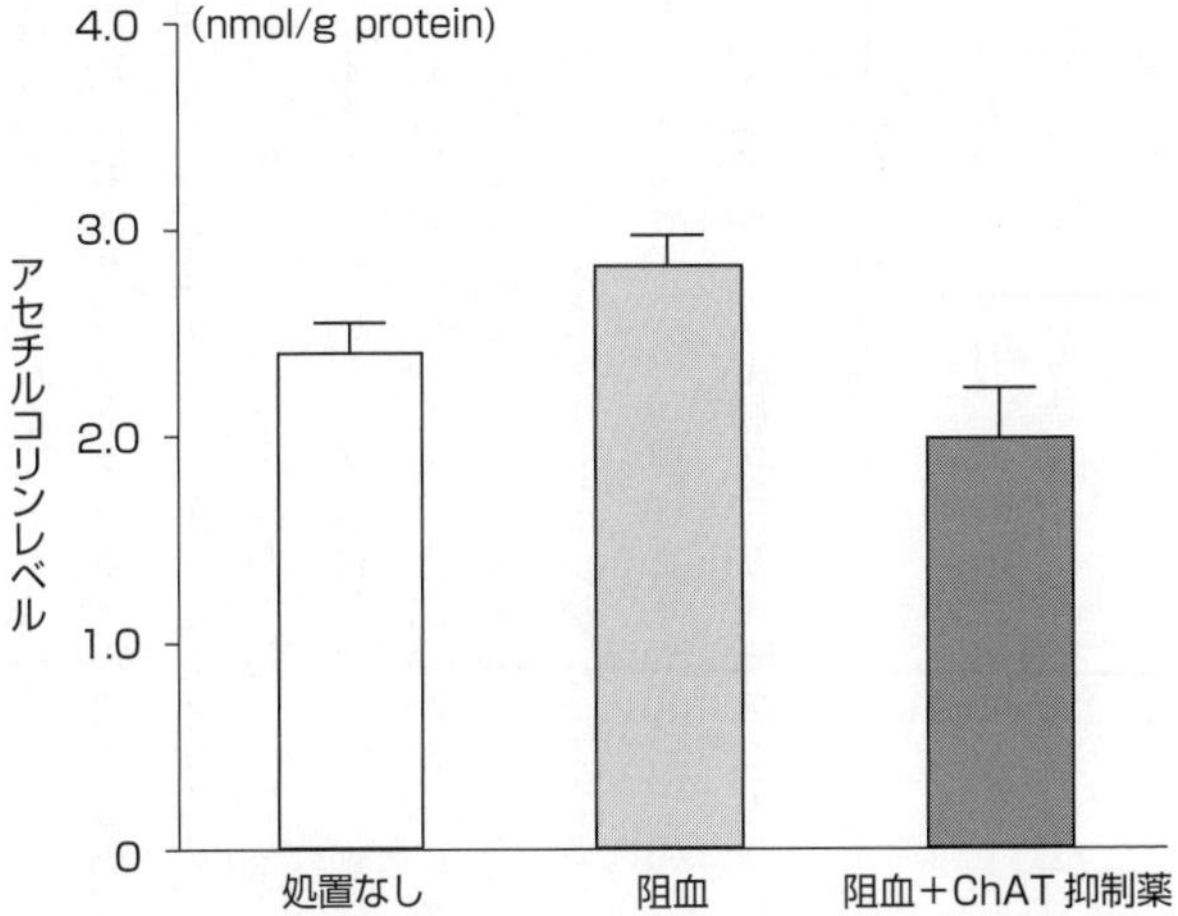

図6－5　下肢圧迫処置によって心筋細胞内のアセチルコリン含量が増加した（参考文献［15］を改変）

め、実際にはマウスの下肢（正確にはとくに大腿部）の片側を、物理的に短時間圧迫してから解除するという処置をして、そのあと心臓でのアセチルコリン含量がどうなっているかを測定することにした。

われわれの予想は、きわめて弱気なものであった。心臓内アセチルコリンは非常に微量であるだけでなく、不安定で容易に分解されてしまう。最終的にはアセチルコリン含量がもしも1・5倍程度に増加していれば、非常に意義のある結果であろうと考えていた。

いま振り返ってみれば、この気弱さが功を奏したといえる。かりにもっと多くの増加量を見込んでいたら、結果（図6－5）

を見落としていたかもしれない。

高速液体クロマトグラフィーによる測定結果は、この処置の前後で心臓内のアセチルコリン含量が有意に増加していることを示すものであった。ただし増加の割合は平均するとほぼ1・3倍と、予想したとおり小さかった。

もちろん一度だけでは確信できず、何度も実験を繰り返し、確認を重ねた。さすがにこれだけやれば間違いないだろうと思いながら、それでも、もしかしたら何かの偶然なのではないかという危惧は消えなかった。そこで念を入れて、ChATタンパク自体の発現量も同時に確認してみた。そもそもスクリーニングのときにこれが増加していたことが、この着想のきっかけであった。すると、この処置によって心臓でのChATタンパク量も増加していたことが確認できた。これでようやく、心臓内でアセチルコリン産生能が高まっていることの確証が得られたのである。

驚くべき結果

2008年5月、われわれはこうして、マウスの下肢圧迫と解除という処置が、NNCCS機能の亢進に効果的であることを発見した。具体的には、マウスの場合は四足動物であるため、左後肢大腿部の、最も体幹に近い部分の全周を、外側から糸で縛るのである（図6－6）。ヒトで

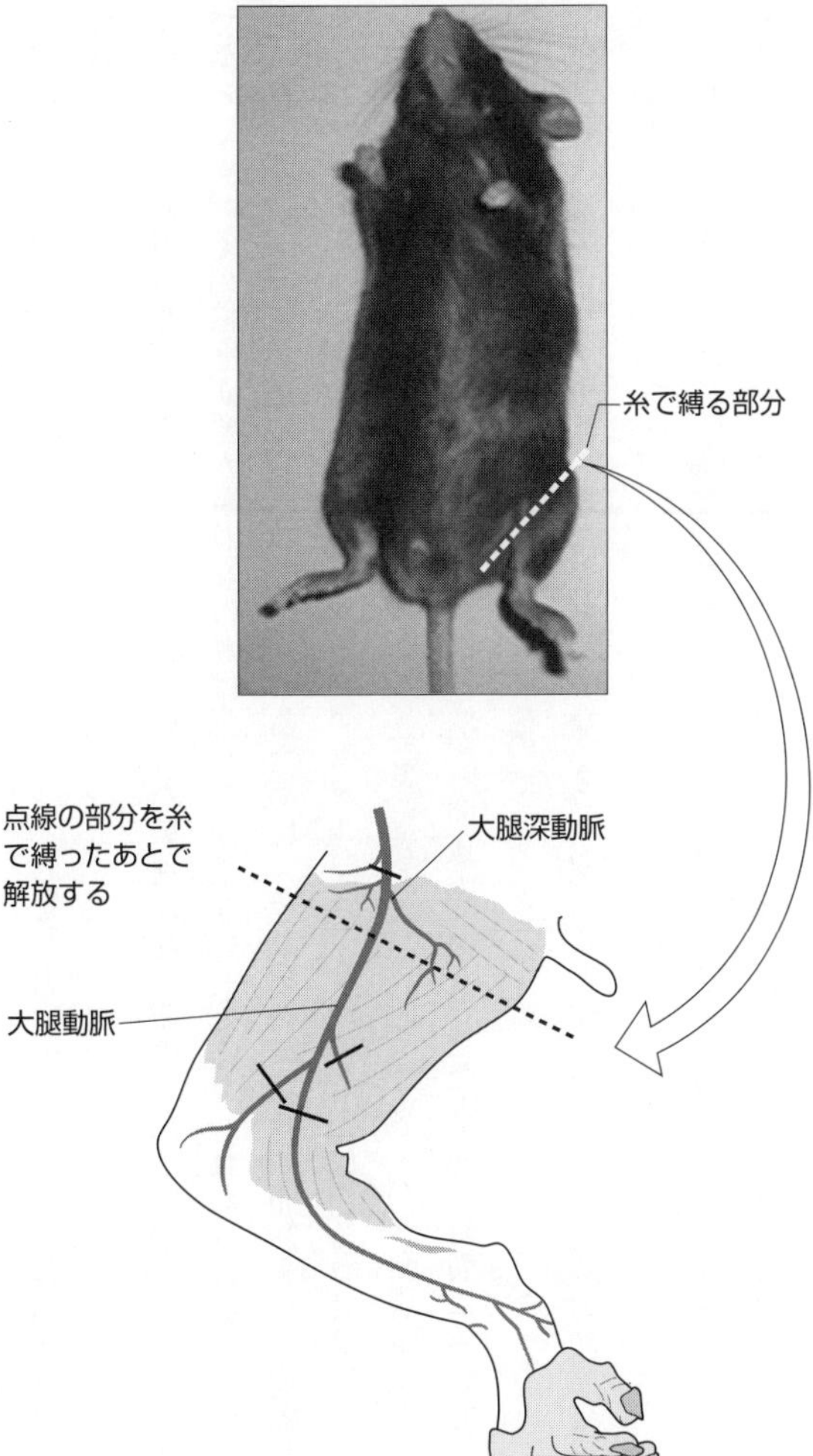

図6－6　マウスの下肢圧迫の方法
（参考文献［14］を改変）

いうならばこれは、左足の大腿部に相当する。この下肢圧迫によって下肢全体の血液の巡りを数分間低下させたのちに、圧迫を完全に解除する。これを一セットとして、複数回繰り返すというものである。

では、この処置をすることでマウスにはいったい何が起こるのであろうか。いかに斬新な発見であっても、その機序が明かされなければ意味をなさない。そこでわれわれはまず、大腿部を縛った左下肢と、同じ個体の右下肢とを比べるために、それぞれの大腿四頭筋を一部切除して取り出し、アセチルコリン合成酵素ChATと、アセチルコリン合成のもとになるコリンを細胞内に輸送するコリントランスポーターCHT1について、左右の下肢でのタンパク発現量を比較してみた。すると、処置をした左下肢では処置後24時間以内に、縛った下肢骨格筋においてChAT、CHT1ともにタンパク発現量が増加していたのである。

これら一連のマウス実験の結果から、少なくとも次のことが導かれる。実験の順序は前後するが、総括する形で掲げておこう。

①下肢の圧迫と解除という簡単な処置のみによって、アセチルコリン合成に必須な構成タンパクが増加し、処置を受けた骨格筋は、それ自身によるアセチルコリン産生能を亢進させる方向へと質的な変化を見せる。

②骨格筋のみならず、同じ筋肉組織である心臓においても、直接的に処置を受けたわけではないにもかかわらず骨格筋と同様の変化が起こり、心臓内でのアセチルコリン含量は1・3倍ほどに増加する。

③骨格筋と心臓というまったく別個の臓器において、これらの変化はほぼ同じ時間経過（24時間）で起こる。

こうしてあらためて並べてみても、これは驚くべき結果である。①だけでも発見としては新たな意義があるが、②についてはいまだに信じられない気持ちさえどこかにある。いったいどのような経路をたどれば、この処置の効果が、骨格筋から心臓に伝達されるのだろうか。じつはその詳細なメカニズムはいまだに不明であり、筆者らは現在、精力的に解析中である。しかし、いずれにしてもこの方法が、NNCCSの機能を間違いなく亢進させていることが明らかになったのである。

抑制されたATP消費

この処置によって、NNCCSの機能亢進のほかに、心臓において何か変化は起きているのであろうか。心臓を外から眺めているかぎり、処置後の24時間以内に目立った変化が現れるという

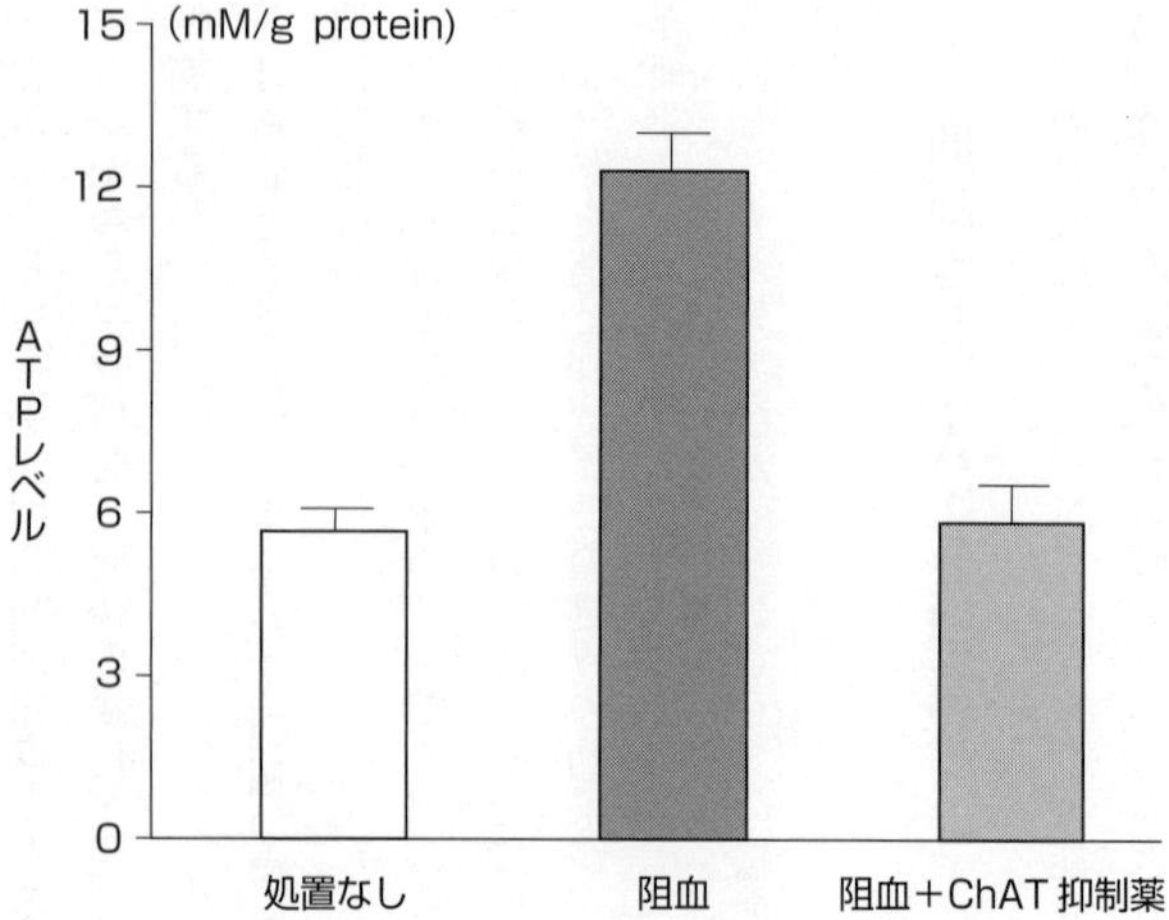

図6－7　下肢圧迫によって心筋細胞内のATP含量が増加した
（参考文献［15］を改変）

ことはなかったのであるが、内部では何も起きていないのであろうか。筆者らはさまざまな指標を検討した結果、心臓内のATP含量に着目して、処置後にその値が変化するかどうかを調べてみることとした。

すると、この処置をしたマウスの心臓では、なんとATP含量は約2倍に増加していたのである（図6－7）。前述したアセチルコリン増加量の約1・3倍よりも、さらに多い増加量である。対照実験として、ChATの機能を抑え、NNCCS機能を抑制するヘミコリニウム3という物質をあらかじめマウスに投与しておくと、ATP含量の増加は抑制された。このことは、心臓内でのATP含量がアセチルコリンの増減に制御されていることを示している。

ここで読者は、以前にも似たような現象をすでに本書で読まれていることに気がつかれたかもしれない。そう、NNCCSには、心筋細胞のエネルギー消費(つまりATP消費)を抑制する機能があることが、第5章での実験で示されているのである。この下肢圧迫による心臓内のATP含量の変化は、まさにそれと同じ効果が表れたことを示している。

アセチルコリンが心臓において交感神経によるプラスの作用にブレーキをかけ、細胞の寿命を延ばす方向に寄与したのと同じ機構が、下肢圧迫という簡便な処置によっても発動していたのである。それはわれわれが、*in vitro*の実験で確認したNNCCSの機能そのものであった。

この偶然が意味するもの

これら一連のデータが間違いではないと確信できたとき、筆者は身震いしたことをいまでも覚えている。その半年ほど前、われわれは心臓にNNCCSという機能があることを世界に先駆けて発見することができた。その後、曲折を経てNNCCSを人為的に制御することを目標に置いたわれわれは、まずドネペジルという薬剤による方法を見いだしたのちに、NOの産生に関わるしくみがNNCCSの制御に関係するかもしれないという着想を得た。それは薬剤に頼らないという意味で、理想的な方法となる淡い期待はあったが、確たる根拠など何もない、いうなれば勘のようなものでしかなかった。

ところが、その勘に突き動かされるまま試した下肢圧迫という処置が、本当にNCCS機能と同じ効果をあげたのである。いわばわれわれは、心臓に組み込まれていた未知なる機能に二度までも遭遇したことになる。このような偶然があるものだろうか。

結果としてこのようなことが重なったのは、われわれがなんらかの真実を示唆する現象に出くわしてしまったからに違いないと、このとき確信したのである。それと同時に、非常に厳粛な気持ちにさせられたことも、はっきりと覚えている。

心臓には、ミトコンドリアがATP産生とともにつくりだす活性酸素という猛毒から身を守るため、みずからアセチルコリンをつくりだすという機能が備わっていた。そしてその機能は、四肢の血液の流れを速くするという、一見、心臓そのものとは関連がなさそうな操作によって、強くすることができる――おそらく太古より、細胞の一個一個にはこうしたしくみが埋め込まれていたのだろう。

これもまた、酸素という毒物を利用せざるをえなくなった生物がたどるべき必然であったのだろうか。私たちヒトは長きにわたってそのような機能があることを知らずに過ごし、ようやく現在になって、たまたまわれわれがそれに気づいたにすぎないのである。

いったい何者がこのようなしくみを生体に与えたのだろうか。人知にはおよびもつかない生命の奥深さを、まざまざと見せつけられた気がした。

第7章 死なないマウス

NNCCS研究専用マウス「チャット」

待望久しかったマウスの準備がようやく整った。その間にわれわれは幸運にも、前章で述べたようにNNCCSには人為的な介入が可能であることを発見するという成果をあげることはできたが、やはり、NNCCSの機能を*in vitro*（細胞レベル）のみならず*in vivo*（生体レベル）においても確定しなければ、真の発見とはいえない。いよいよわれわれは、そのための実験にとりかかった。それはとりもなおさず、NNCCSがヒトの臨床においてどのような応用が可能なのかをさぐることでもあった。

実験のためにわれわれは、マウスにある改変を施していた。読者は「トランスジェニックマウス」（transgenic mouse）という言葉をご存じであろうか。遺伝子を操作して、ある特定の遺伝子の機能を必要以上に亢進させたマウスのことである。その結果、そのマウスになんらかの疾患が現れたら、機能亢進させた遺伝子が原因と考えられることから、ヒトにおいて類似の疾患の原因を見つけ出すために非常に有用なツールである。どの疾患にはどの薬剤が効果的かなどを調べるスクリーニングにおいても、人為的に疾患の状態をつくったトランスジェニックマウスが用いられている。

一方、トランスジェニックマウスとは逆に、特定の遺伝子の機能を抑制または欠失させたマウスが「遺伝子ノックアウトマウス」であり、この両者を総称して「遺伝子改変マウス」という。

われわれが作製したのは、NNCCSの機能を顕著に亢進させたトランスジェニックマウスであった。具体的には、アセチルコリン合成酵素ChATをつくる遺伝子が心臓においてのみ強く発現するように改変し、心臓でのアセチルコリン産生量を劇的に増加させたマウスである。これを使う実験は、第5章で紹介した分類では（2）+（B）の組み合わせということになる。

「心臓においてのみ」とあえて強調したのには理由がある。トランスジェニックマウスを作製するときには、2通りのやり方がある。全身のあらゆる臓器で特定遺伝子を発現させる方法と、ある一部の臓器のみで発現させる方法である。前者の方法は、ともかくその特定遺伝子の機能をまず知りたいという場合に採用されることがある。しかし、全身に特定遺伝子を過剰に発現させたという状態がいかに非生理的（不自然）なものかは、読者にもおわかりいただけよう。これに比べれば後者の方法は、特定の臓器に限定しての過剰発現であるので、ずっと生理的な（自然な）状態に近い。すでに細胞レベルではNNCCSの機能を知っているわれわれは当然、後者の方法を採用した。

このマウスの名前をわれわれは通常、「ChAT（遺伝子を亢進させた）トランスジェニックマウス」の略称という意味で「ChATtgm」と記しているのだが、編集者より「もう少し親しみやすい名前を」とのリクエストがあったので、本書に限り、以後はこのマウスを「チャット」と呼ぶことにする（図7－1）。

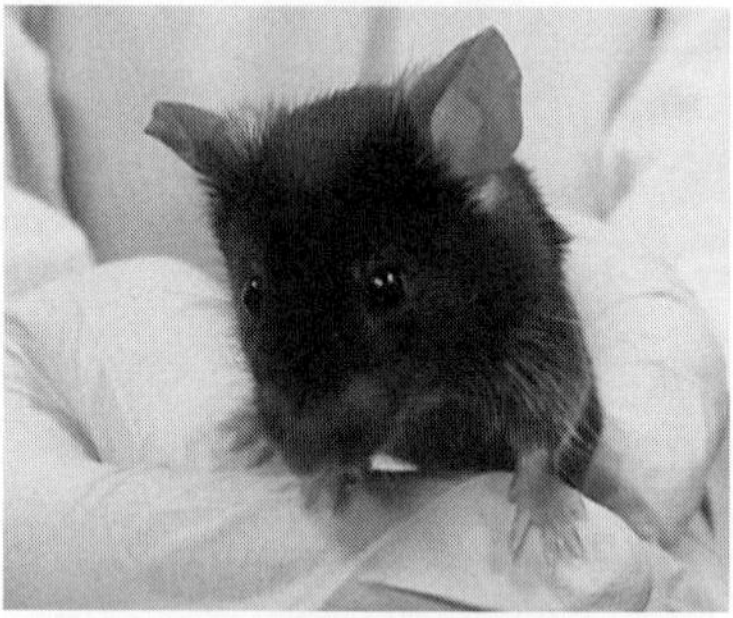
図7－1　NNCCS機能を亢進させたトランスジェニックマウス「チャット」

チャットの作製方法

何も手を加えていない通常のマウスでは、全身の臓器のうちで最もChAT発現量が多いのは脳である。脳では神経細胞どうしのニューロンネットワークを形成するために、神経伝達物質であるアセチルコリンが大量に必要となるためである。脳以外の臓器では、ChAT発現量は非常に少なく、心臓においてもごくわずかである。

だがチャットは、身体のどの部位よりも心臓のChAT発現量が顕著に上回るように作製されたマウスなのである（図7－2）。この操作により、チャットの心臓ではNNCCS機能が大きく亢進し、じつに野生型マウスの心臓の10倍を超えるアセチルコリンが産生される。

なぜそのような操作が可能なのか、簡単に説明しておこう。遺伝子の情報はＤＮＡからmRNAに転写され、それぞれ特定のコードに対応するタンパク質に翻訳されることで発現する。

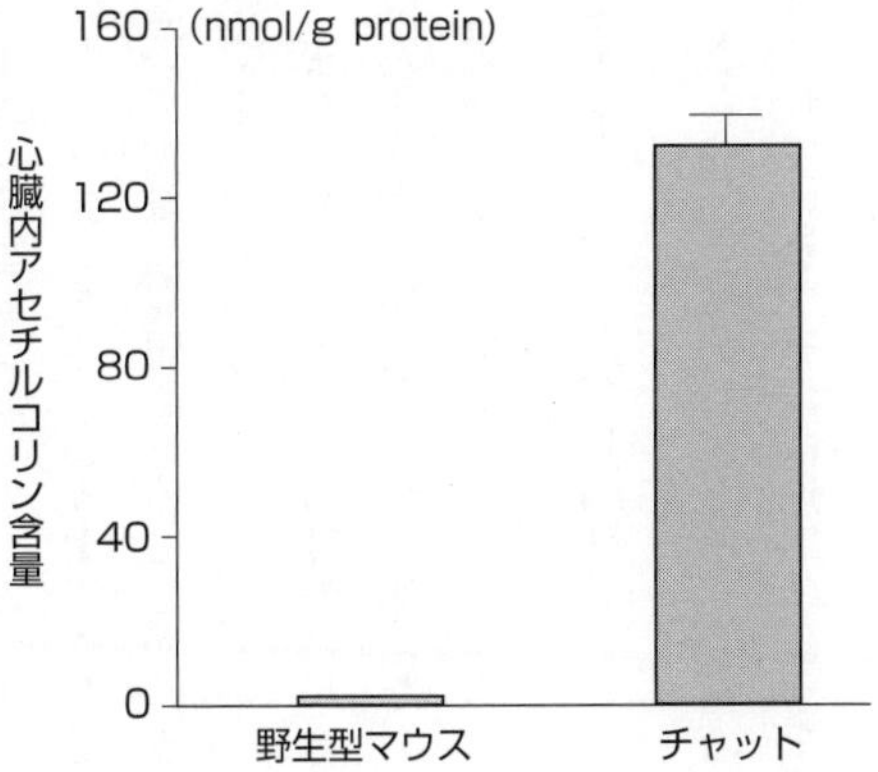

図7－2　チャットの心臓は野生型マウスよりアセチルコリン含量がはるかに多い（参考文献［17］を改変）

ただし、体のどの部位でも一様に発現するわけではなく、あるタンパク質が発現する場所はある臓器または組織に限定されている。遺伝子の中にはこのように遺伝情報と発現部位を制御している領域があって、これをプロモーターと呼ぶ。ここに臓器特異性の高い（発現する臓器が限られている）転写因子などが結合すると、その下流の遺伝子群では、臓器・組織への発現が選択的なものになるのである。逆にいえば、プロモーターを人為的に別のものに替えることで、本来なら発現しない組織や臓器に特異的に遺伝情報を発現させることが可能になる、というわけである。

チャットは、ChAT遺伝子のタンパクをミオシン重鎖（心室筋においてのみ発現する筋線維構成タンパク質の一つ）というプロモーターにつないだマウスである。こうすることで、本来ならほとんど神経系にしか発現しないChATを心臓において大量に発現させることができ、ＮＮＣＣＳ機能を顕著に亢進させた状態をつくりだすことができるのである。

また、マウスの発生の段階で起こりやすい異常を回避するため、ChAT発現をマウスの生後に限定するような措置もつけ加えた。これも、そのような特異的な種類のプロモーターを選ぶことで可能になるのである。

チャットの有用性

さらにいえばチャットは、心臓の中でもとくに心室におけるChAT発現が亢進されるように設計されている。それは以下のような理由による。

心臓の心拍数が、ペースメーカー細胞が刻む心拍によって決まることは序章で述べたとおりである。この特殊細胞は右心房にあり、そこには副交感神経（迷走神経）終末が分布している。したがって、もしチャットの心房でChAT発現が亢進されれば、ＮＮＣＣＳ機能が亢進してアセチルコリン産生量が増加し、心拍はなんらかの影響を受けることになる。ChAT発現を心室に限定したのは、そうした心拍数への影響を避けるためなのである。

実際に測定してみると、チャットの心室では野生型マウスよりアセチルコリン産生量が10〜20倍にも増加していたにもかかわらず、心拍数では差は認められなかった（図7－3）。予想どおり、心室でのアセチルコリン増加は心拍数に直接の影響はもたらさなかった。

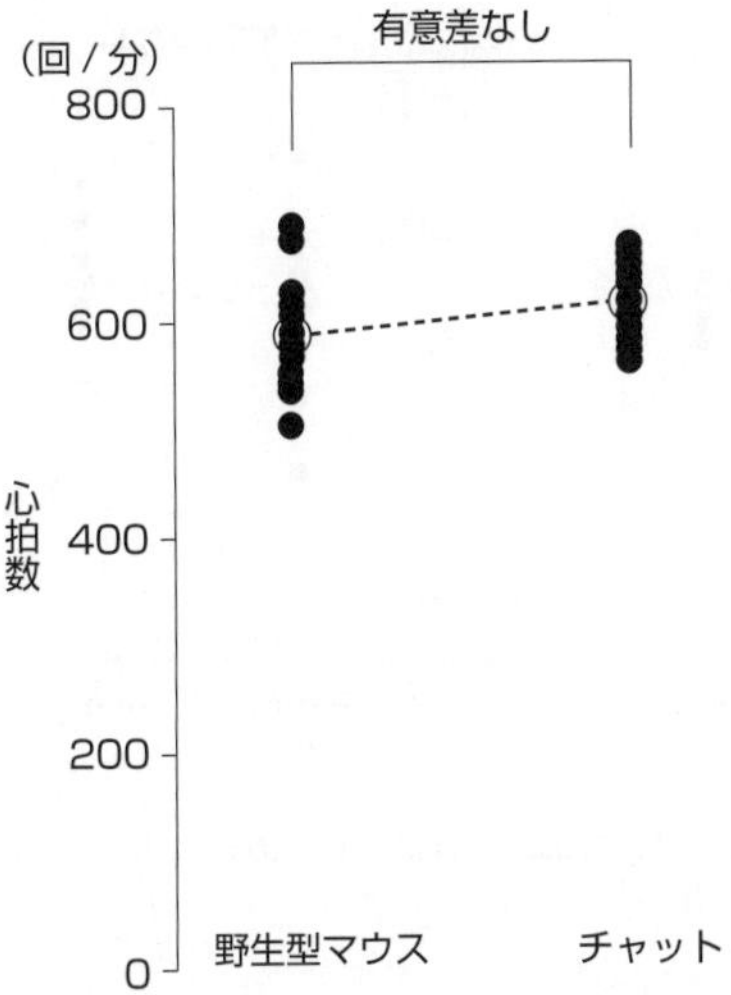

図7－3　チャットと野生型マウスの心拍数はほぼ同じである（参考文献［17］を改変）

もう一つ、われわれは血圧においても、収縮期、拡張期ともにチャットと野生型マウスとの間で有意な差は認められないことが確認できた（図7－4）。こちらのほうは、意外な結果であった。野生型マウスでは副交感神経終末はおもに心房や刺激伝導系に分布していて、心室での分布はわずかなのでアセチルコリンの影響はほとんど無視できる。しかしチャットの心室ではなにしろ野生型マウスの10〜20倍ものアセチルコリンが産生さ

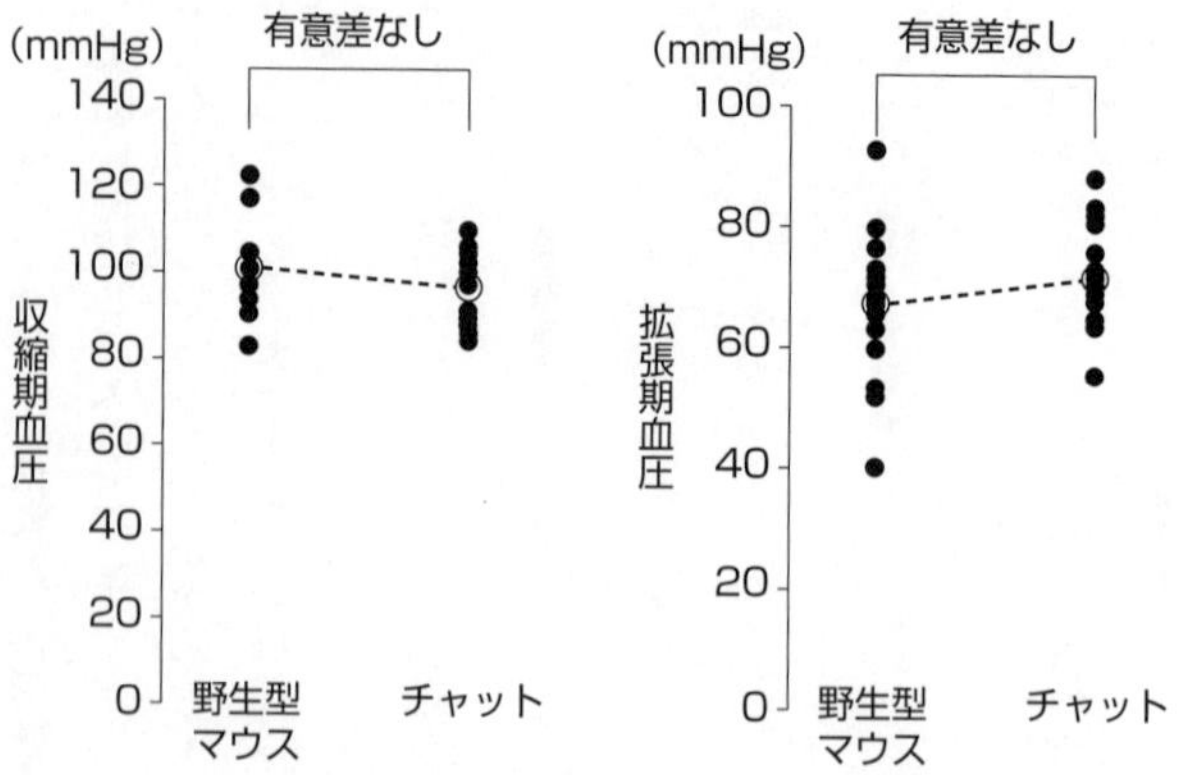

図7－4　チャットと野生型マウスの血圧はほぼ同じである
左：収縮期　右：拡張期　（参考文献［17］を改変）

れるため、さすがに少なからず影響があるだろうとみていたからである。それがこのような結果となったことは、われわれにとっては思いがけず、有利なデータとなった。

ＮＮＣＣＳ機能亢進による「変化」を調べようとしているのに、心拍数にしても血圧にしても、「変化なし」を示すデータに喜んでいるのを奇異に思われるかもしれないが、じつはここに、チャットの有用性が示されている。もしもChAT発現の亢進によって心拍数や血圧などの血行動態が変化してしまうと、ほかで現れた変化がＮＮＣＣＳの直接効果によるものなのか、それとも血行動態の変化による間接効果なのか、判別ができなくなってしまう。ＮＮＣＣＳ機能の生体への影響を見るためには、アセチルコリンの心筋への作用をできるかぎり、ノイズを取り去った純粋なかたちにしたいのである。

こうした望外のユニークな性質をも示したチャットは、*in vivo*（生体レベル）でのＮＮＣＳの機能を調べるうえでじつに都合がよいトランスジェニックマウスとなっていた。

代謝に現れた奇妙な変化

チャットについての自慢話がいささか長くなったが、じつはトランスジェニックマウスであっても遺伝子欠失ノックアウトマウスであっても、ある遺伝子機能を変化させた影響が、*in vivo* ですぐに目に見えるかたちで現れるというケースは、かなり少ない。そういうと読者は意外に思われるかもしれないが、遺伝子改変マウスを作製したものの、どこをどう調べても野生型マウスとの形質的な差が見いだせないということは、われわれがたびたび経験するところなのである。

その理由としては、おもに次の四つが考えられる。

①その特定遺伝子の機能が思いのほか重要ではない。
②その特定遺伝子の機能が重要であるがゆえに、その機能がほかの遺伝子に代償されている。
③生体が正常な状態にあるときは認められない差異が、何か病的な状況になると現れる。
④見た目にわかる差異はないが、生化学的または代謝学的指標においてのみ変化が認められる。

したがって、誰が見てもわかる違いがすぐに見つからなければ、①～④を想定しながら比較検討の糸口を見いだすのが定石なのである。

まずわれわれは、チャットの心臓から心筋細胞を取り出して培養し、野生型マウス由来の心筋細胞とどのような違いが見られるかをさまざまに比較してみた。すると、チャット由来の培養心筋細胞では、代謝の活発さを示す指標（MTT活性）が野生型マウス由来の心筋細胞より低くなっていることがわかった。繰り返すが、代謝とは生体で使われるエネルギーの通貨となるATPを産生する生命現象であり、マウスでもヒトでも、通常の場合は酸素を消費する方法で代謝をしている。

次にわれわれは、チャット由来細胞と野生型マウス由来細胞をともに、酸素濃度1％という極端な低酸素状態に24時間、曝してみた。いわば人為的に、病的な状態をつくりだしたわけである。すると、どちらの細胞も代謝がきわめて低く抑制された。酸素が欠乏したときに代謝を抑えて酸素消費量を節約するのは、当然の反応である。やがて、どちらの心筋細胞も拍動（収縮と拡張）を維持することができなくなり、動きを止めてしまった。しかし決して死んだわけではなく、どちらもまるで冬眠しているがごとく、培養ディッシュの上にじっと存在していた。心筋細胞は厳しい低酸素下でもすぐには細胞死には至らない、強い細胞なのである。

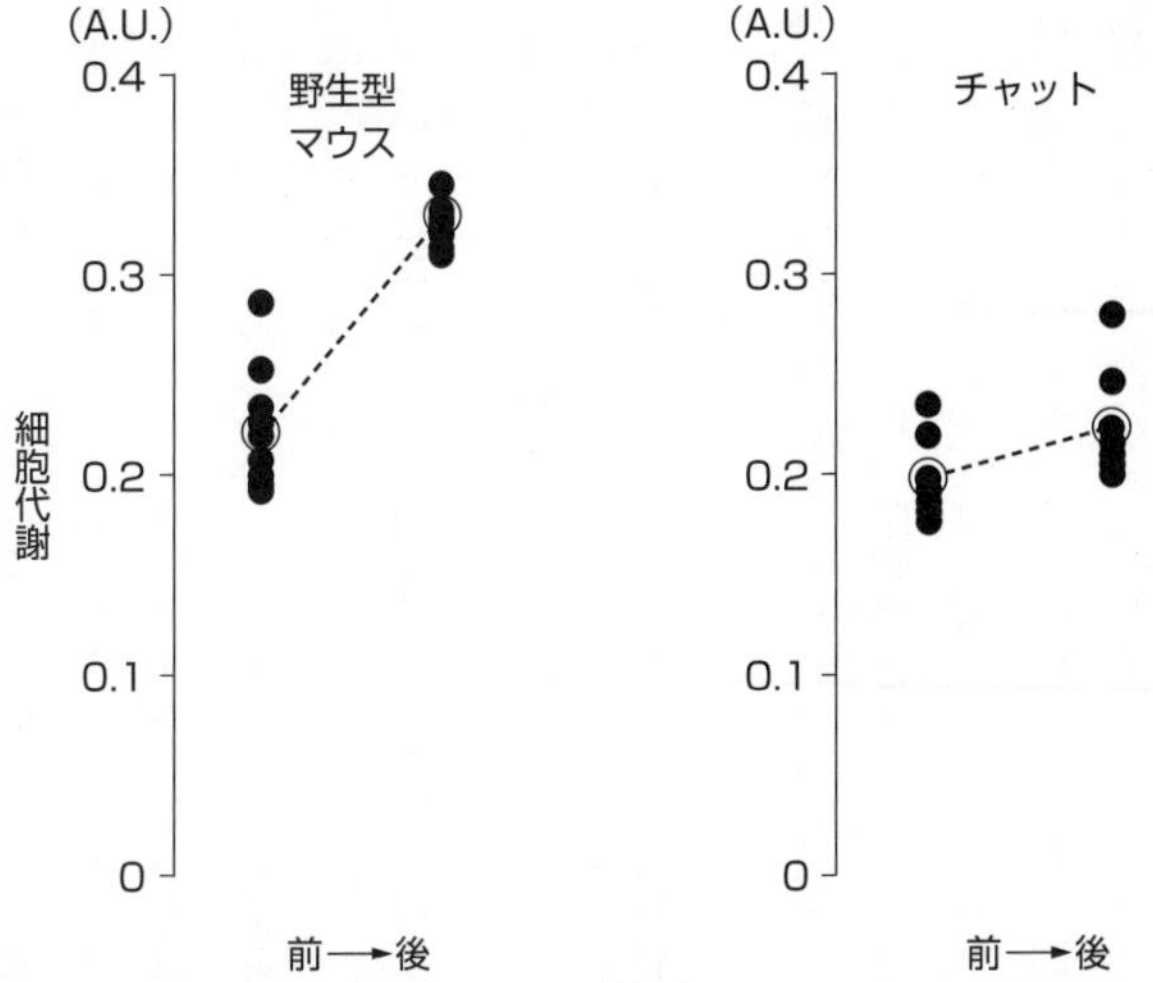

図7-5　チャットの心筋細胞は通常の酸素濃度に戻しても野生型マウスより代謝の亢進が小さかった（参考文献［17］を改変）

ここまでは、チャット由来細胞により代謝の抑制がみられたことを除けば、両者の間に大きな差は認められなかった。問題は、そのあとである。

われわれは低酸素に24時間曝したそれぞれの心筋細胞を、通常の酸素濃度下に戻し、それぞれ代謝がどう変化するかを追ってみた。その結果を、読者はどのように予想されるだろうか。

野生型マウス由来の心筋細胞では、酸素濃度を通常レベルに戻すと、代謝の量も亢進されて、通常のレベルに戻った。十分な酸素が供給されたことで代謝も回復するという、これはもちろん予想どおりのごく自然な反応であった。

ところが、チャット由来の心筋細胞では奇妙なことに、酸素濃度を通常のレベルに戻しても、代謝はごくわずかしか亢進しなかったのである。図7－5をご覧いただきたい。野生型マウス由来のそれと比べると、チャット由来の心筋細胞では、代謝の増加がごくわずかであることがおわかりいただけるだろう。つまり、十分に酸素がある状態に戻ってもなお、代謝は低く抑えられたままだったのである。

このことはいったい何を意味しているのであろうか。

変換した代謝システム

この実験結果を解釈するために、心筋細胞の代謝について、読者にも以下のような予備知識をもっていただきたい。

❶代謝のときに材料として使われる物質をエネルギー基質という。心筋細胞の代謝における主要なエネルギー基質は、脂肪酸とグルコースである（一部に乳酸などもあるが）。脂肪酸を使う代謝（TCAサイクル）は、酸素を消費する好気的代謝であり、グルコースを使う代謝（解糖系）は、酸素を消費しない嫌気的代謝である（図7－6）。

❷好気的代謝は前にも述べたようにミトコンドリアを介した代謝であり、嫌気的代謝よりはるか

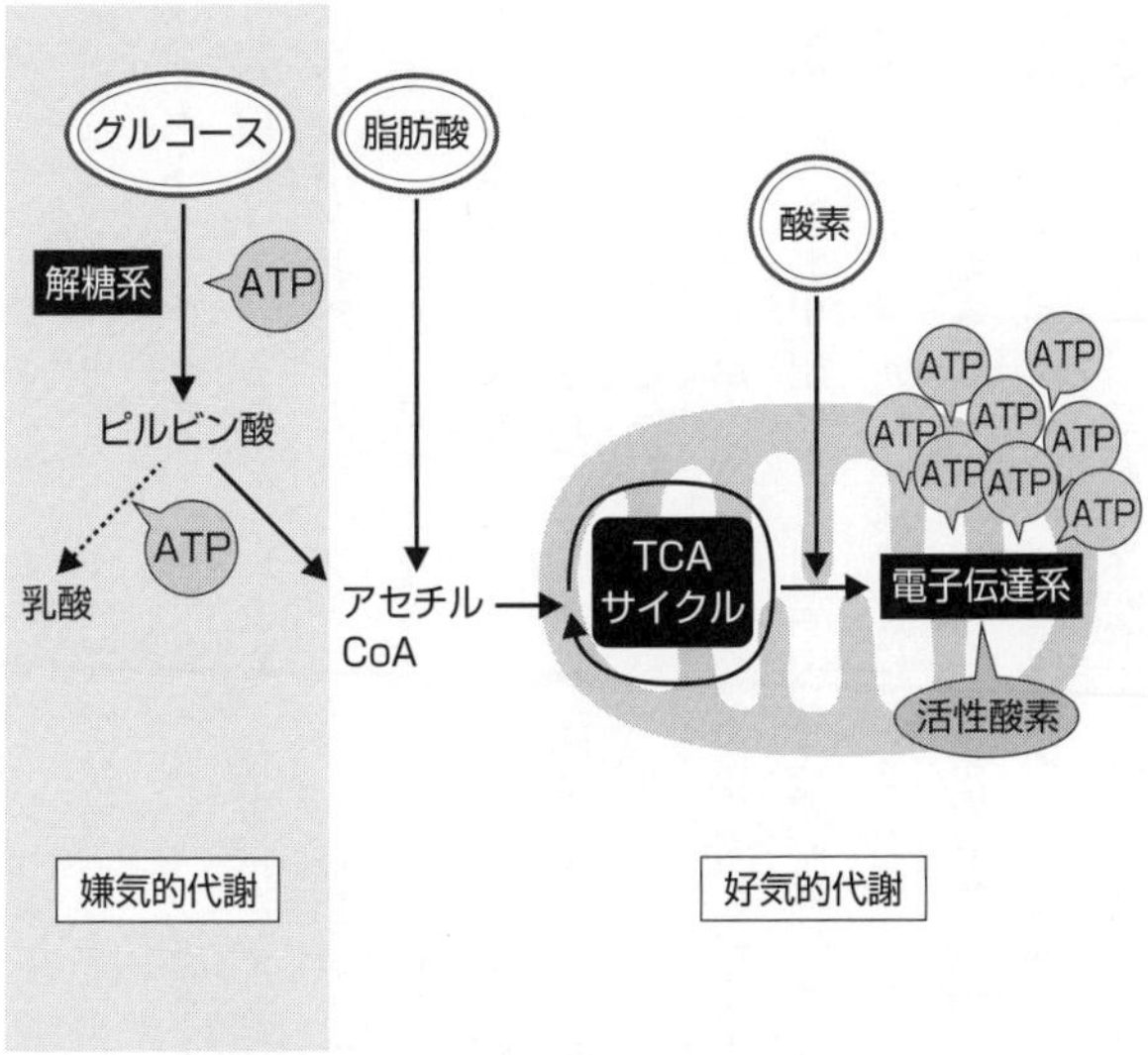

図７-６　心筋細胞における代謝の２つの経路

に多くのＡＴＰを産生する。つまり代謝量が大きい。生体の中でとくに大きな仕事をしている心臓においては、心筋細胞のエネルギー要求度が著しく高いため、脂肪酸をエネルギー基質とする好気的代謝が圧倒的に優先されている。このような、あるエネルギー基質を優先して用いる傾向を「エネルギー基質嗜好性」という。

❸ところが、生体内にあるときはこのように脂肪酸を優先的に用いる心筋細胞は、不思議なことに培養された状態になると、（たとえ酸素が十分にあっても）グルコースを好むようになるという性質があることが知られている。

このうち、❸の不思議な性質については、その理由も述べておこう。一つには、生体内の心筋細胞には、それ自身が置かれている場（つまり心臓）が伸縮することによる機械的刺激（メカニカルストレス）がつねに加えられていて、そのために仕事量が増えているのだが、培養という特殊な環境下ではそれがないため、仕事量が極端に少なくなるからである。二つめには、培養液中には血中と異なり大量のグルコースが存在する一方で、脂肪酸が少ないためでもある。

では、これらを踏まえて、実験結果を分析してみよう。

まず前提として❸より、チャット由来の心筋細胞と野生型マウス由来の心筋細胞はいずれも、生体から取り出されて培養された時点で、エネルギー基質嗜好性はグルコース優位に変化したであろうことが考えられる。

また、前述したように、培養後に両者の代謝の活発さ（ＭＴＴ活性）を比べると、チャット由来のほうが野生型マウス由来より代謝が抑制されていたことから、❷より、チャット由来の代謝はより大きくグルコース優位にシフトしていたことになる。

これらを勘案して、チャット由来の心筋細胞が極端な低酸素から通常の酸素濃度に戻しても代謝がほとんど亢進しなかった理由を考えれば、そもそもチャットの代謝は実験開始前から、野生型マウスと比べ、酸素依存度が相対的に低くなっていたとみるしかないのではないか。

以上からわれわれは、この実験結果を次のように解釈した。

遺伝子改変によってＮＮＣＣＳ機能が亢進されたチャットは、心臓でのChAT発現が増大し、アセチルコリンが増加したことで、生きるためのエネルギーを野生型マウスと比べて嫌気的代謝から「より多く」得る生物へと、変質をとげたのであろう――。

増加していたグルコース

実際に、それぞれの心筋細胞が生体内の心臓にある状態で比較してみると、チャットの心筋細胞ではグルコーストランスポーター（Glut）と呼ばれる、グルコースの取り込みに必須のタンパク質が発現している度合いが顕著に増加していた。心臓内のグルコース含量も、やはりチャットのほうが多かった。つまりチャットの心筋細胞においては、野生型マウスよりはるかに多くのグルコースを取り込むための機能が亢進していて、実際にグルコース含量が増加していることが確認できたのである。

ちなみに、この現象がみられたのは心筋細胞に限らなかった。チャットではそのほかの細胞においても、グルコースの取り込みが明らかに亢進していたのである。本論とは関係ないが、興味深い事実として紹介しておく。

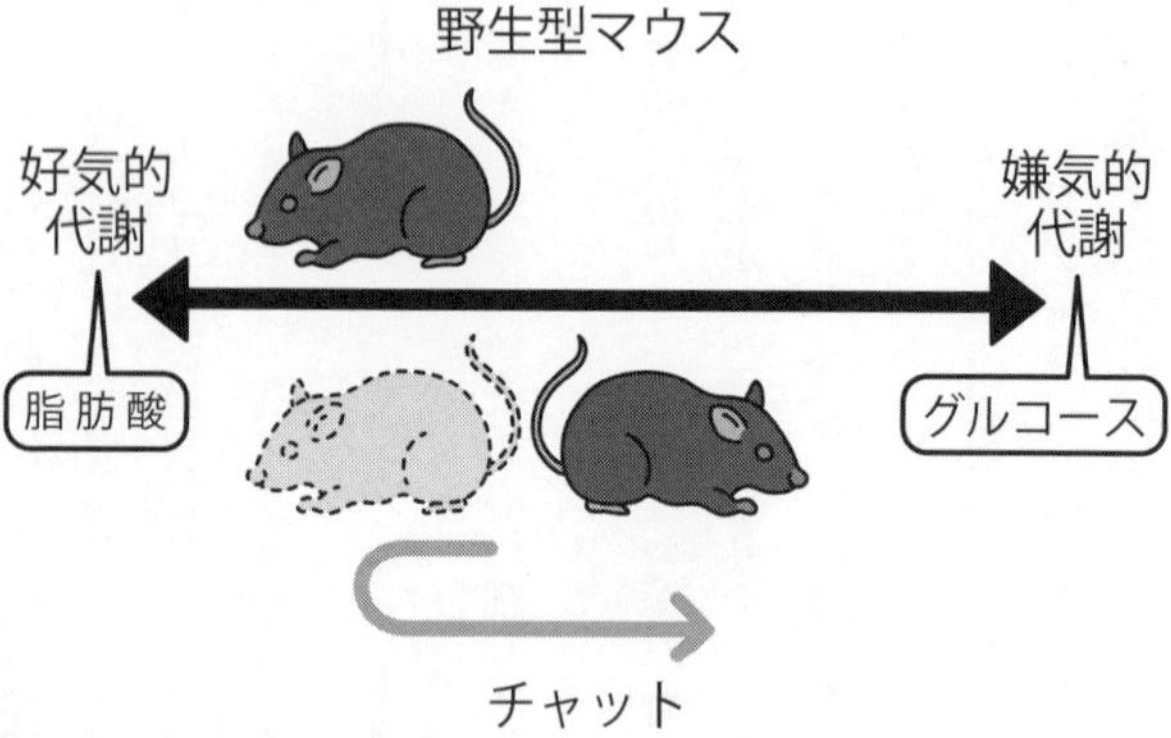

図7－7　チャットは野生型マウスと比べると、嫌気的代謝への依存の割合が大きくなっている

あらためて、ここまでに明らかになったことをまとめると、チャットの心臓は、その著しく増加したアセチルコリン産生によって、心筋細胞のエネルギー基質嗜好性が相対的に、一部が脂肪酸からグルコースへとシフトした。それは、この心筋細胞の代謝が若干、酸素を消費する好気的代謝から、酸素消費を抑える嫌気的代謝へと、（相対的にではあるが）エネルギー産生様式を転換させたことを意味している（図7－7）。

この変化は前述した、一般的な遺伝子改変マウスの変化における特徴の四つの分類としては、③（病的な状況になってはじめて形質的変化が現れる）および④（代謝学的に現れる）に該当するものである。

こうして、NNCCS機能を亢進させたトランスジェニックマウス――チャットの野生型マウスとの差異は、代謝システムに表れていることがわかった。では、この変化は*in vivo*（生体レベル）でのNNCCSの機能としてはどのように現れるのであろうか。

結論からいうと、チャットは心筋梗塞に強いマウスとなったのである。

90％を超える生存率

心疾患（心臓の疾患）は近年、日本人の死因としては悪性新生物（がん）に次ぐ位置を占めつづけているが（図7－8）、その大部分は虚血性心疾患である。「虚血」とは、心臓の血液が「虚」（＝ない状態）になるという意味で、血液の流れが悪くなり、心筋への酸素や栄養の供給が足りなくなることで生じる。虚血の状態が一過性の場合を狭心症といい、虚血によって心筋が壊死《えし》した場合を心筋梗塞という。

心筋梗塞を引き起こすと、体内の血流を生みだすポ

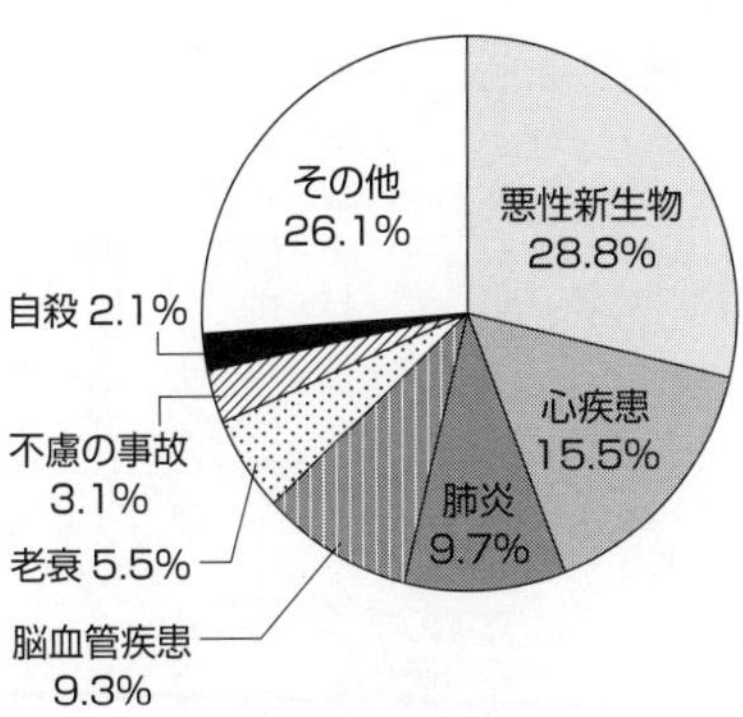

図7－8　2013年の日本人の死因
（厚生労働省「平成25年人口動態統計」）

ンプである心臓を養っている冠動脈が閉塞し、心臓がポンプとしての機能を果たせなくなる。その結果、血圧を保てなくなり、心筋細胞が壊死する一方、各臓器が血流不足による低酸素状態を引き起こし、生命が著しく危険にさらされる。かりにこの状態を運よく切り抜けたとしても、壊死した心筋細胞が線維組織に置き換わることで、致死性不整脈（心室細動や心室頻拍）を誘発し、生命がおびやかされる。また、梗塞後の心臓では長い年月をかけて組織の再構築が起こるのだが（リモデリング）、その過程で慢性心不全の状態がコントロールできなくなると、心機能の低下は終末期に向かって進むことになる。

さて、われわれは、NNCCS機能を亢進させることでチャットに起こった代謝における変化は、*in vivo*（生体レベル）では心筋梗塞などの虚血性心疾患への耐性の亢進というかたちで発揮されるのではないかとの予見を持ち、その検証を試みることにした。

実験ではまず、マウスに心筋梗塞を発症させた。これは、左冠動脈を結紮《けっさつ》（血管を糸などで縛って血流を止めること）すれば可能である。ただし、じつはマウスの心筋梗塞はヒトのそれとは若干性質を異にしているので、簡単に触れておきたい。

ヒトにおいては急性心筋梗塞が発症すると、その急性期の死因は致死性不整脈および急性ポンプ失調がほとんどであり、一方で心破裂の頻度は比較的低い。ところが、マウスの心筋梗塞で

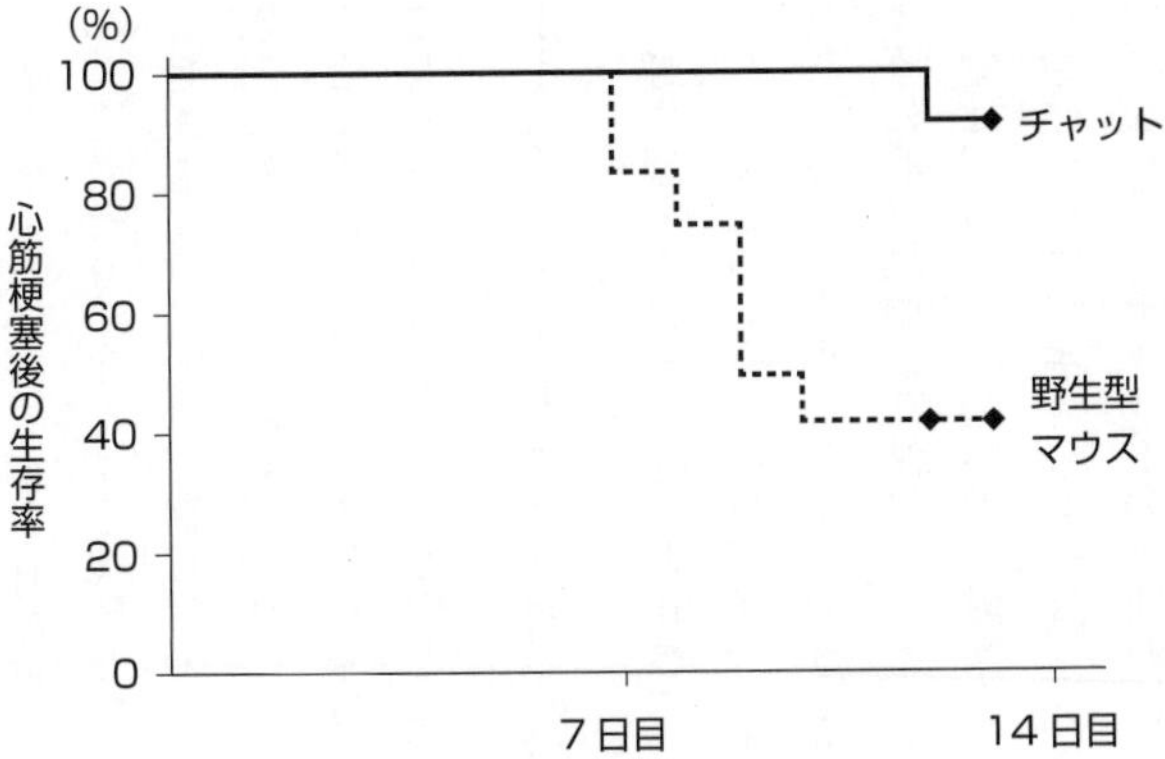

図7-9　チャットは心筋梗塞後の生存率が圧倒的に高い
（参考文献［17］を改変）

は、梗塞のサイズが大きい場合は、発症から数日という短期間で心破裂によって死亡する頻度が著しく高い。ここがヒトとマウスの心筋梗塞が大きく異なる点であり、そのため心筋梗塞マウスを作製しても、経過を長期的に観察することはなかなか難しいのである。

なお、同じ齧歯類でもラットとマウスでは、ラットのほうが心破裂より致死性不整脈を起こしやすく、その意味ではヒトに近いのはマウスよりラットであることが知られている。ならば最初からラットを実験に使ったほうがよさそうなものだが、じつは遺伝子改変ラットは、遺伝子改変マウスより作製がはるかに難しく、作製に成功しただけで論文報告の価値があるとされている。なぜそれほどラットの遺伝子改変が困難なのかは筆者は専門外のためわからないが、圧倒的にマウスが使われているのにはこうした理由もある。

われわれはチャットと野生型マウス、それぞれに心筋梗塞を起こさせて、発症から2週間後の、それぞれの生存率を比較してみた。図7-9が、その結果である。

野生型マウスでは、14日目の生存率は41・7%であった。つまり、半数以上のマウスが2週間以内に死亡したわけで、それほどマウスは心筋梗塞には弱いのである。

ところが、チャットの生存率は——なんと92・3%。驚くべきことにチャットは心筋梗塞を起こしても、それを直接の原因として死ぬことはほとんどなかったのである。

ランゲンドルフ装置がつくりだす極限状況

野生型マウスの生存率と比べて、ここまで大きな差が出たのはいったいなぜだろうか?

少なくともいえるのは、チャットの心臓がきわめて強い虚血耐性——血流が欠乏しても耐えられる強さ——を獲得したということであろう。そのため、心筋梗塞を起こしても野生型マウスのように心筋細胞が死滅することなく、多くの細胞が生き残ったのであろう。

では、何がこの強い虚血耐性をもたらしたのであろうか。野生型マウスとの明らかな違いは、代謝において、チャットではよりグルコース優位の嫌気的代謝に相対的に変質したことにあった。ならば、チャットの虚血耐性も、それによって変化したと考えるのが自然な見方であろう。

われわれはこの予見にもとづき、詳細な検討を試みた。

まず、マウスから心臓を取り出し、活発に拍動を繰り返す新鮮な状態で、ランゲンドルフ装置と呼ばれる装置に接続した（図7－10）。これは生体内の心臓を流れているのと同じ適度な濃度の酸素を含んだ灌流《かんりゅう》液を流し込むもので、こうして体内にあるときとほぼ同じ酸素濃度と圧力を保つことにより、心臓は体外でも変わらずに拍動を続けるのである。このような処置を施された心臓を、ランゲンドルフ灌流心という。この装置を用いると、生体内で心臓にさまざまに作用している神経系や調節系などの影響を完全に除外し、心臓本来の機能だけを評価する実験を組めるのである。

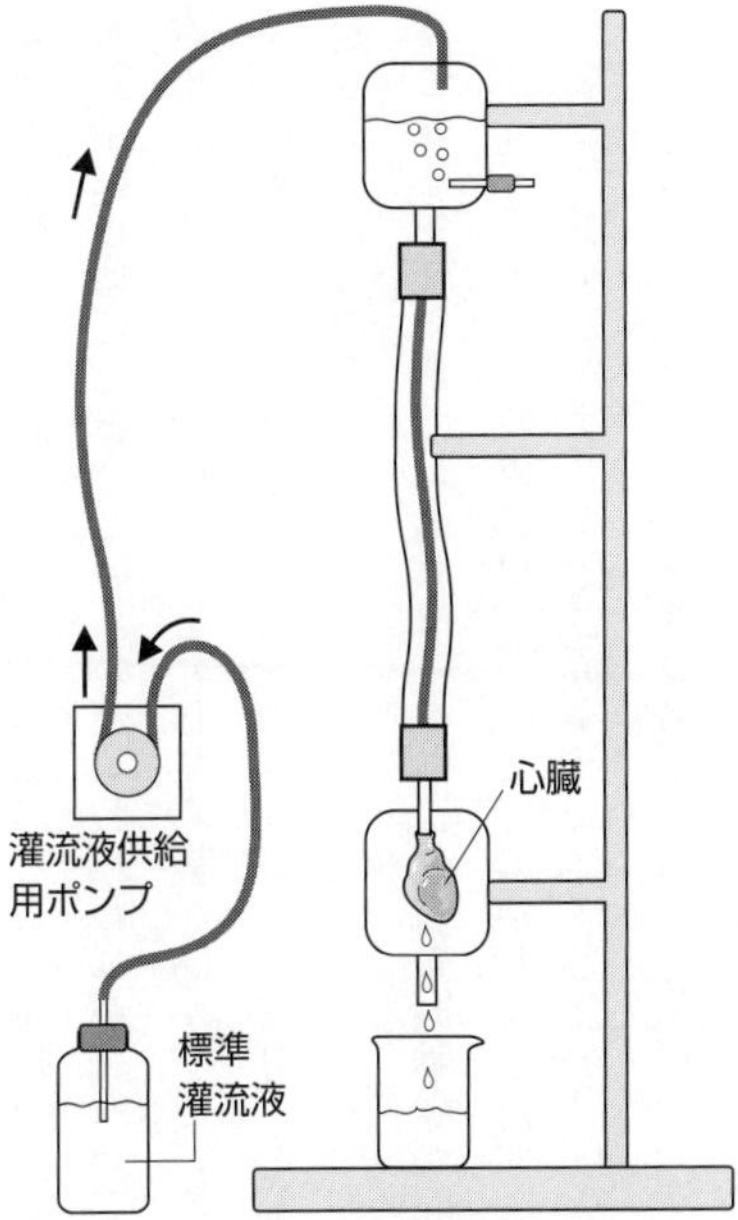

図7－10　ランゲンドルフ装置

さて、この装置にチャットと野生型マウス、それぞれの心臓を取り出して装着し、灌流させて体内にあるのと同様の状態になったことを確認したのち、その灌流を完全に止めてしまうというのが、われわれが試みた実験である。灌流を止めるということは、本来であれば左右の冠動脈を介して心臓へ向かっている血流が止まり、血液に溶け込んでいる酸素が心臓に行かなくなることを意味する。つまり、心臓全体を虚血状態にするのと同等のことが起きることとなる。

これを生体にあてはめれば、まさに左右の冠動脈が同時に、その根元で閉塞してしまった状態である。もっとも実際には、そこまでの症状をきたすことは、きわめてまれである。もしそのようなことが起これば、残存心筋はほぼゼロとなり、心臓を救うことはもはや不可能となるであろう。いうなればランゲンドルフ装置とは、心臓にとっては極限状況ともいえるほどに過酷な状態をつくりだすことができる装置なのである。

ではこの状態におかれたとき、それぞれのマウスの心臓はどうなったであろうか。

驚異の虚血耐性はなぜ生まれるのか

通常、このように灌流液を停止させても、マウスの心臓がただちに心拍を停止することはない。心臓内にあるＡＴＰを消費することで、拍動のエネルギーに変えているからである。しかし、その収縮力も次第に落ちていき、最終的には心拍を刻まなくなる。それまでの時間は条件によっても異なるが、2分を超えることは少なく、1～2分で心拍停止となることが多い。では、チャットの心臓では野生型マウスの心臓と比べて、拍動を維持できる時間に差があるものだろうか。われわれの測定では、次のような結果が得られた。

心拍停止までの時間——野生型マウスの心臓は約2分。チャットの心臓は約6分。

チャットの心臓のほうが約3倍、心拍の持続時間が長かった（図7－11上）。次にわれわれは、それぞれの心臓が心拍停止したあと細胞死を起こす前に灌流を再開した。そうすることで心臓が収縮力を回復し、心拍を規則正しく再開するまでの時間を測定したところ、次の結果が得られた。

心拍再開までの時間——野生型マウスの心臓は約4分。チャットの心臓は約1分半。

チャットの心臓は、拍動が再開するまでの速さもまた、野生型マウスの心臓より3倍近くも速かったのである（図7－11下）。

つまり、チャットの心臓は極度の虚血状態に陥っても、野生型マウスの心臓と比較すれば、心拍停止までの時間がはるかに長く、心拍再開までの時間がはるかに短い。これらは言い換えれば、次のように表現することができる。

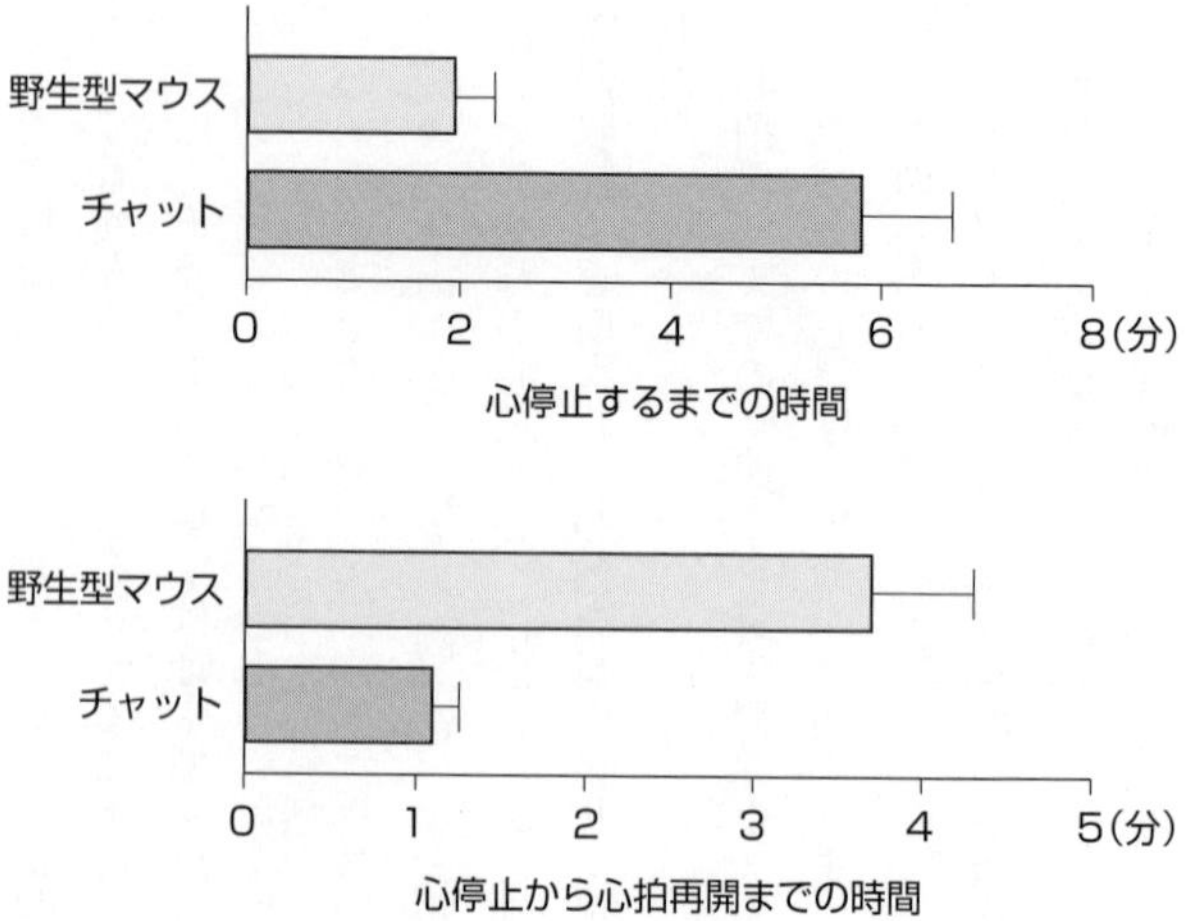

図7－11　チャットは野生型マウスより心拍停止までの時間が長く（上）、心拍再開までの時間が短い（下）（参考文献［17］を改変）

チャットの心臓は、より長く生き延びられる心臓である。そしてチャットの心臓は、より速やかに機能回復する心臓でもある。

こうしてチャットの心臓は、野生型マウスのそれよりもはるかに強い虚血耐性を備えていることが実験において確かめられたのである。

では、両者にはなぜこのような違いが表れたのだろうか。

心拍停止までの時間が長いことについては、チャットの心臓は灌流停止時に、エネルギー源であるATPを野生型マウスより多く蓄えていたという理由も考えられる。しかし、それぞれの心臓が生体内にあったときにATP含量を測定したところ、両者に有意な差は認められなかったので、その可能性は却下される。とすれば、灌流停止後のエネルギー消費量が野生型マウスより抑制されていたため、ATPの減少が小さかった、と考えるのが妥当であろう。

心拍再開までの時間が短いことについても同様に、チャットの心臓はエネルギー消費量が抑制されていることにより、野生型マウスよりもATPがより多く残存していたため、拍動を再開することができたと考えるのが最も適切であろう。これらは*in vitro*（細胞レベル）において確認したNNCCSの機能と一致するものである。

つまり、灌流停止時、灌流再開後のいずれにおいても、チャットの心臓はもともとエネルギー消費量を抑制されていたために、このような虚血耐性を獲得したと考えられるのである。

NNCCSの全容が見えた

トランスジェニックマウスを使ってNNCCS機能を*in vivo*（生体レベル）で解明するという実験の目的は、こうして達せられた。チャットの心臓は相対的に、グルコース優位の嫌気的代謝への転換という変化をとげた。そのためチャットの心臓は、野生型マウスのそれよりも少ないエネルギー消費、つまり、より少ないATP消費で拍動しうる心臓に変化した。その帰結としてチャットは、強靱な虚血耐性をもつマウスとなったのである。

ただし、ここで読者に誤解されては困るのは、チャットの代謝が酸素をまったく使わなくなったわけではないということである。酸素も消費するが、その割合が、野生型と比べて相対的に小さいのである。逆にいえばグルコースを消費する割合が、野生型と比べてより大きいということになる。筆者がさきほどから「相対的に小さい」「より大きい」といった表現を多用しているのはそのためである。じつは筆者自身、このような言い方には歯切れの悪さをかなり感じているのだが、実際にはこのほんのちょっとした違いが、大きな差となって表れると考えられるのである。それは以下のような理由による。

細胞が厳しい低酸素環境下などにおかれると、細胞内のATP含量は通常、徐々に減少していく。しかし、ある閾値（限界値）を超えてしまうと、もはやあともどりができなくなり、一気に細胞死のプロセスが進んでしまう。この閾値を変えることは、細胞にはできない。しかし、酸素への依存が「相対的に小さい」、つまりグルコースへの依存が「より大きい」システムに変化していれば、ATPの減少速度を緩やかにし、閾値を下回るリスクをより遠ざけることができる。それが結果として、決定的に大きな違いとなるのではないだろうか。

逆に、さきほどチャットの心臓は野生型マウスよりも心拍停止までの時間が「はるかに長く」、心拍再開までの時間が「はるかに短い」と記したのを、時間の差としては数分ほどなのに大げさに思われたかもしれない。だが、これも同じ理由で、「約3倍」という比率のほうに注目すれば、結果的には両者のATP消費量にも3倍近い差が生じることになり、大きな違いとなって表れるからなのである。

本書ではこれまで、NNCCSの特異にして新規性に富んだ機能について、さまざまな側面を切り取って述べてきた。副交感神経によっても、アセチルコリンによっても制御されているNNCCSは、決して独立した存在ではないため、それぞれの側面も一見すると並列しているのみで、統一された像を結びにくいようにも思われた。しかしいま、それらの一つひとつ——活性酸素産生の抑制、ギャップ結合機能の維持、酸素消費量の抑制など——が「虚血耐性」というキーワードのもとに、互いに深く影響しあっていることが明らかとなった。チャットを用いた研究によって*in vitro*（細胞レベル）と*in vivo*（生体レベル）の知見が整合し、ここにNNCCSの全体像が確かな輪郭をともなって見いだされたのである。

そして、その機能は前章で述べたように、外部からも制御しうる。その意味するところをヒトの臨床レベルにあてはめれば、虚血性心疾患に対する新たな、画期的な戦略を提示するものであることはいうまでもない。

補足として——そのほかの要因

ところで、チャットの心臓の虚血耐性の強さには、ほかの要因も関与している可能性があるので、簡単に補足しておきたい。

❶血管新生の促進

われわれは野生型マウスとチャットの心臓に心筋梗塞を起こさせたあと、それぞれの毛細血管の量がどう変わるかを比較してみた。するとチャットの心臓では、とくに心筋梗塞後に、多くの新生血管が生じていた（図7-12）。心筋梗塞前においてもチャットのほうが血管新生は若干多めだったのだが、心筋梗塞後ではそれが顕著に亢進していたのである。これがチャットの虚血耐性に寄与していることは十分に考えられる。

それぞれのマウスの左心室壁において血管内皮細胞（血管をつくる細胞）の様子を比較してみると、心筋梗塞前のチャットにおいては、血管のマーカーとなるヴォン・ヴィレブランド因子というタンパク質が、野生型マウスより多く分布していた。これはチャットのほうが血管の密度がより高いことを意味していて、それはすなわち、心筋梗塞を起こす前からすでに、梗塞後の血管新生がより強く促進されるようなポテンシャルが備わっていることを示唆している。

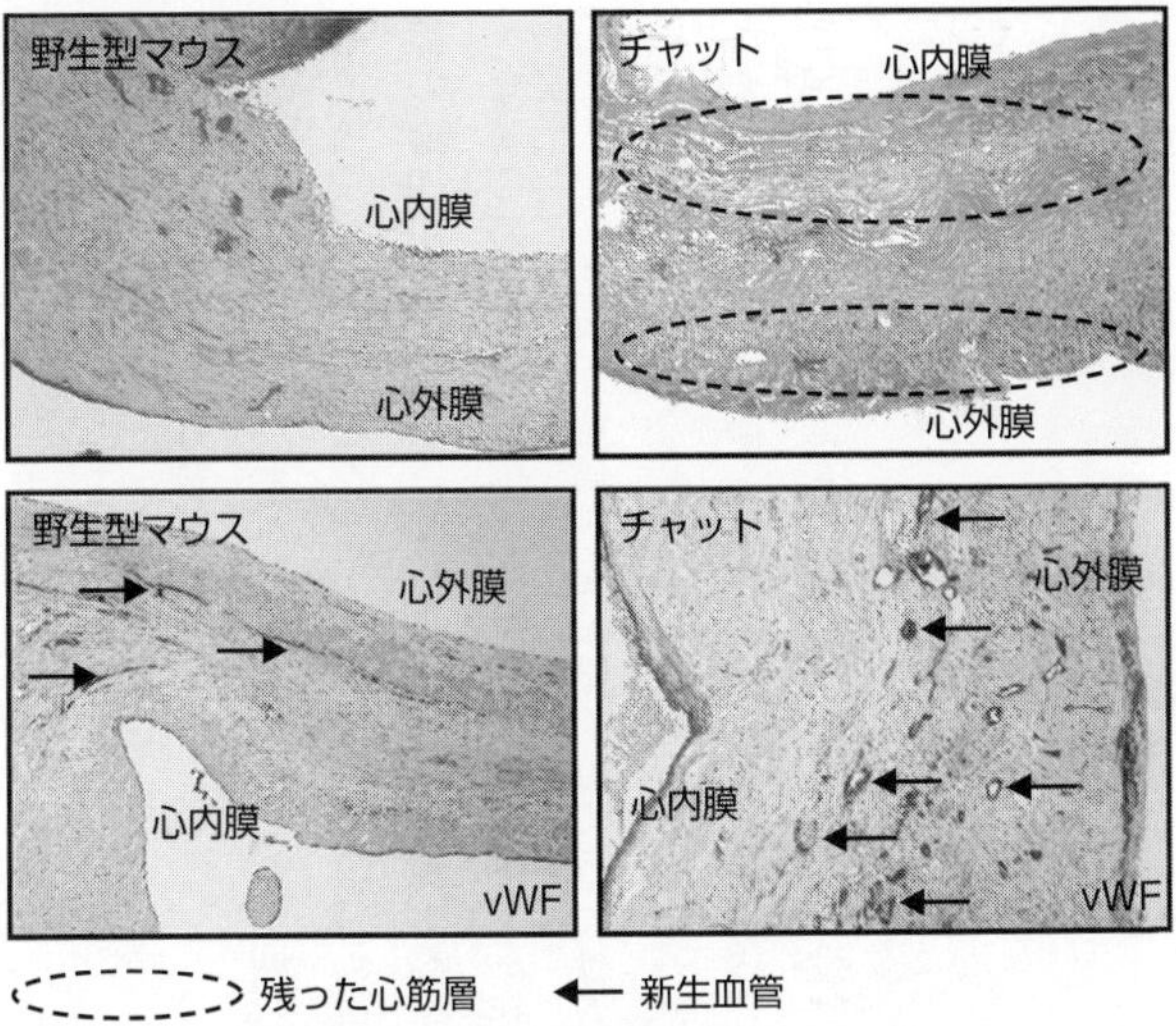

図7－12　心筋梗塞によってチャットの心臓では血管新生がさらに促進されるため、より多くの残存心筋が認められる
上：梗塞前　下：梗塞後　（参考文献［17］を改変）

じつは、こうした血管新生の促進にも、アセチルコリンが関与していることをわれわれはすでに報告していた。そこにはＨＩＦ－１と呼ばれる転写因子が深く関与している。アセチルコリンには心筋細胞に対し、十分な酸素が存在するにもかかわらず、低酸素におかれたと錯覚しているような応答を起こさせる作用があり、そのときＨＩＦ－１が活性化または誘導されるのだが、じつは血管新生においても、ＨＩＦ－１が重要なプレーヤーとして関わっていると考えられるのである。

そのメカニズムにはまだ不明な部

分もあるものの、アセチルコリンの心臓への貢献のしかたに、血管新生というルートが新たに確認できたと言うことはできる。

❷心筋壁の特異的な線維化

さらにもう一つ、われわれがまったく予期していなかった要因もあった。チャットの心臓では心筋梗塞が引き金となって、心筋内外膜部の直下という特異な場所に、わずかではあるが線維組織の増加が起こり、これが心破裂の抑制に寄与している可能性が認められたのである。

なぜこのような線維組織ができるのか、なぜ心内外膜部位の直下に限定されて生じるのか、そしてなぜ、これが心破裂を抑制するようにはたらくのか、といった詳細はいまだに明らかではない。しかし、通常なら起こらない心筋壁の一部の線維化が心筋梗塞後にわずかでも生じていることや、結果として梗塞後のチャットが約92%という驚異的な生存率を示していることを考えると、この微小な変化も、なんらかの重要な役割を果たしているとみるのが自然であろう。

終章

これからのNNCCs

次なる目標へ

心臓における自律神経の謎――交感神経と副交感神経の極端なアンバランスへの好奇心から始まった筆者らの研究は、これまで述べてきた紆余《うよ》曲折を経て、NNCCSの生体レベルでの機能を明らかにするまでに至った。トランスジェニックマウスを用いた実験によって確かめられたその機能とは、心筋梗塞後の2週間生存率92％以上という結果に代表されるように、虚血性心疾患に対する驚異的な耐性を実現するものであった。

とすれば次なる研究目標は、ヒトの臨床にこの機能をいかに応用していくか、すなわちヒトの心臓にいかにこの虚血耐性を獲得させるか、に絞られてくることはいうまでもない。その成果はおそらく、心臓の治療戦略に大きなイノベーションをもたらすはずである。

世界的な趨勢を見れば、NNCCS（およびNNA）は新概念としてまだようやく認知されはじめた段階であり、その研究も緒についたばかりにすぎない。しかし、その意義の大きさについての認識が浸透していけば、ヒトの臨床をターゲットとした研究にも今後、多くの参入者が現れ、次第に加速していくものと思われる。前にも述べたように、新発見や新発明というものは独立して同時多発的になされることがなぜか多いため、先行するわれわれも安閑とはしていられないのである。

そうした状況ゆえに、いまここで明らかにできることは多くはないのだが、本書を閉じるにあたり、ＮＮＣＣＳのヒトの臨床応用への見通しを、可能なかぎり述べておこう。

ヒトにおける大規模調査

第6章で述べたように、ＮＮＣＣＳ機能に対して人為的に介入する方法を探索していたわれわれは、アルツハイマー病治療薬として開発されたドネペジルなどのアセチルコリンエステラーゼ阻害薬にＮＮＣＣＳ機能を亢進する作用があることを見いだした。実際に、ドネペジルの投与によってマウスの心筋細胞におけるアセチルコリン産生量は、約3倍にまで増加したのであった。

ＮＮＣＣＳ機能への薬剤による介入が可能であることはこうしてわかったのだが、この発見についてはその後、思いがけない展開があったので紹介したい。

循環器系ジャーナルとしては非常に著名な『European Heart Journal』というヨーロッパの学術雑誌に、２０１３年6月、スウェーデンのグループがオンライン上で論文を発表した。それはアルツハイマー病治療薬と心血管疾患の関連について報告したものであった。

彼らはアルツハイマー病患者にも罹患がみられる心血管病が、アルツハイマー病の治療薬剤服用によってどのように影響を受けるのか、つまり心血管疾患の予防に効果があるのかどうかを確かめたいと考え、なんと5100人以上ものアルツハイマー病患者を集めて治療薬を服用させた場合とそうでない場合の比較をするという大がかりな疫学調査をおこなった。その結果、治療薬を服用した患者は心筋梗塞の発症リスクと、心血管疾患による死亡率が、いずれも低下することが明らかになったのである。しかもこの治療薬とは、マウスのNNCCS機能を活性化する、あのドネペジルであった。つまりドネペジルには、ヒトにおいても心血管疾患の症状を抑制し、かつ予防する作用があることがわかったのである。

この論文では、ドネペジルの薬理的作用の詳細な検討や、NNCCS機能との関係についてはいっさい言及されていない。おそらく研究自体は、別の意図があって計画されたものであったと思われる。だが、この結果は、NNCCS機能への薬剤による介入が、ヒトにおいても可能であることを強く示唆するものにほかならない。まさかわれわれの研究成果がヒトにおいても、ここまで大規模な調査によって確かめられるとは思いもよらず、おおいに驚くとともに、この研究を続けてきたことが報われたような気がして、心底うれしく感じたものであった。

ヨーロッパでこうした臨床研究結果が示されたことの非常に重大な意味については、専門家ならずとも容易に認識しうるはずであり、これからはアルツハイマー病治療薬とNNCCS機能との関係が世界の研究者から注目されていくことであろう。

さらにはドネペジルのほかに、あるいはアルツハイマー病治療薬のほかにも、NNCCS機能を亢進させるものが既存の薬剤の中に隠れている可能性も十分に考えられる。開発当初に想定した薬理学的効果とは異なる効果があとで見つかることは、筆者らもしばしば経験するところである。もしかしたら、現在、ある薬剤の効果として認識されている作用が、じつはNNCCSを活性化した効果が加わったものである可能性も否定できない。

また、これからNNCCS機能の有用性がより認知されていけば、アセチルコリン産生能の活性化を第一目的とした薬剤の開発も進められていくであろう。

下肢圧迫法の見通しと新たな可能性

さらにわれわれは、薬剤によらずにNNCCSに介入し、機能を亢進させる方法も発見した。マウスにおいて見いだされたそれは、下肢を圧迫して血流を短時間止めたのちに解除するというきわめて簡便な処置であった。前述したとおり、薬剤によらないこうした方法でアセチルコリン産生能の亢進が可能になるのであれば、患者の身体への負担を軽減するという意味でも、また、医療経済学的な観点からもその意義はきわめて大きい。

現在、筆者らはヒトについても、同様の処置によるＮＮＣＣＳ機能の亢進が可能であるかどうかを探索しているところである。まだ予備実験レベルの段階ではあるが、その可能性についての見通しは、非常に明るいものであるとわれわれは感じている。

しかし、その効果や処置方法などについては、マウスと比べてヒトの場合はやはり異なる点があり、現段階ではＮＮＣＣＳの機能亢進は特異的な条件下でのみ可能であること、反面、必ずしもマウスの場合のように虚血を起こすほどに下肢を強く圧迫しなくても可能であろうことが見いだされつつある。しかし、大変申し訳ないことではあるが、特許関連の手続き中にあることと、まさに現在進行形の研究であることから、いまは多くを述べることができないことをどうかご理解いただきたい。

そのかわりに、トランスジェニックマウスを用いた研究のその後の進展によって、ＮＮＣＣＳ機能にまた一つ、新たな可能性が見えてきているので少し紹介させていただこう。

本書の第1章で、心臓が自律神経を介して中枢（脳や中枢神経など）によって制御されていると述べたが、じつはその反対に、心臓が中枢を制御するという逆向きの制御回路が存在していることが明らかになってきている。そして、ＮＮＣＣＳ機能は心臓に対して作用するだけではなく、心臓を介して中枢に対しても、積極的にはたらきかけていることがわかってきているのである。このことは、心臓と中枢との間ではクロストーク、つまり双方向性の情報交換がおこなわれていることを示唆している。

これが確かなことであるとすれば、心臓から中枢には、どのような情報が発せられているのだろうか。そしてそれは、中枢にどのような作用をもたらしているのだろうか。興味は尽きない。もしかしたらNNCCSには、心臓から中枢へと作用することで、全身の臓器になんらかの影響を及ぼすという機能もあるのだろうか。われわれはこうした好奇心から、このテーマについても現在、研究を進めている。

進化の過程で心臓に埋め込まれていた機能に、人類はいまようやく気づいたところである。読者の方々にはぜひ、これからのNNCCS研究の動向にご注目いただきたい。その成果は、心疾患に悩まされている方にとって朗報となるばかりでなく、もはや知り尽くされていると思われていた臓器について「再定義」することでもある。そのような興奮を同時体験できるチャンスが、いま私たちの目の前に広がりつつある。

あとがき

本書の執筆の話が持ちあがったのが、いまから約1年半前のことと記憶しています。最初は、話半分くらいにしか聞いておりませんでした。研究に携わる仕事をしている方ならどなたでも、みずからが取り組んでいるテーマがおもしろくないはずはないと思います。しかしそのことと、その研究分野とはまったく関係のない方々がそれをおもしろいと思うかどうかは、まったく別の話です。いまや研究者間といえども、分野が異なると、思考回路や興味の対象、研究推進のためのツールや技術などはまったくと言っていいほど異なっていて、説明されてもそのおもしろさを理解できないということがよく起こりえます。

執筆についての話が出たとき、最終的にゴーサインが出るかどうかは編集部内での企画会議を通るかどうかにかかっていると、編集者の方からうかがいました。そういうことであれば、おそらくこの話は現実とはならないだろう、私はそう高をくくっていました。というのも、心臓に関する書籍はこれまでにごまんと出ていますし、この分野の著明な研究者や関連医療従事者の手になるものも多かったからです。また、心臓というとすでに研究し尽くされた臓器という印象も強く（もちろん本当はそうではなく、臨床系の循環器関係諸学会はいつでもどこでも非常に多くの参加者でごったがえしますが)、さらに、執筆する内容がきわめて「オタク的な」ものを含んでいたからでもあります。

しかも、企画会議でのプレゼンは執筆者ではなく、編集者によって行われると聞き、自分でどこがおもしろいかを説明することさえ至難の業であるのに、さらにハードルが高くなり、おもしろさを伝えるのは困難であろうと思っていました。ところが、編集の方の熱意によってまさかの企画採案となり、執筆が始まったのが昨年の5月ころと記憶しています。いまとなってみると何年も昔のような感覚です。

執筆中にも、NNCCSに関するわれわれの研究はさらに進展をみました。書いていると次々に湧き出してくるさまざまな疑問についての答えが、まさにリアルタイムで得られていきました。というと何か研究が順調に進んでいたかのような印象をもたれるかもしれませんが、決してそうではありません。われわれの研究は、なぜか他の研究機関ではあまり取り上げられない範疇のもので、とくにここ日本ではまったく裾野が広がっていない領域のため、前例や先行研究がとても少なく、「頼るもの」がほとんどない状態でした。ということは、データが出てくるごとに、その意味するところは何かを考えて、次はどうするかを立ち止まって決めていかなければならないわけで、それは非常に難儀なものでした。

もっとも、研究の裾野が広がっていないということはわれわれにとっては、本編でも述べたように競争相手があまりいないという意味では幸運であったともいえます。人もお金も少ない弱小チームがなんとかここまでやってこられたのも、そのおかげであったといえるのです。

ところで、この研究分野があまりメジャーではないというさきほどの言い方は、正確にはやや誇張を含んでいます。たとえばドイツでは、この分野はなぜか非常に盛んなのだということをあとになって知りました。第4章で、われわれの研究結果を発表する機会を与えてくれたＮＮＡの国際シンポジウム（The 4th International Symposium on Non-neuronal Acetylcholine）について触れましたが、これが開催されたのはドイツで二番目に古いギーセン大学でした。ここでは、プロジェクトの一つとして大学をあげてこの研究分野に集中的投資をしているそうです。国が違えば、その基幹的研究分野の指向性も異なるものだということは頭ではわかっていても、現実を目の当たりにするに及んで、ドイツと日本のこうした違いはどこから来るのだろうと、考えさせられました。

私の場合はアセチルコリンの専門家でも、最初からこの分野に特化した研究に従事してきたわけでもなく、たまたまこれまでの研究の流れから、この分野に参入しました。しかし、寄り道のように見えたその歩みは決して無駄ではなく、それどころかむしろ、それがあったからこそさまざまな分野と絡みうる非常におもしろい分野の萌芽につながったのではないかと感じています。それは最初のころは、そのような展開になればよいのにという願望にすぎませんでしたが、いまとなってはむしろ、そうなるはずという確信へと変わってきています。

いま、NNCCSおよびNNA研究に関わる世界の研究者の目の前に、この新概念が今後、ヒトにおいてどのように応用され、確かめられるのかというテーマがあります。当然、われわれもそれを目標としていますが、いくつかクリアしなければならない技術的問題などもあり、まだ簡単ではないと思われます。ゴールがあることはわかっていても、そこにたどりつくまでにあとどれくらいの年月がかかるのか、意外にそのときは早く訪れるのか、それともかなり先なのか、まだ私にもわかりません。

本書を終えるにあたり、これまでいろいろな所属先において私が接する機会のあったすべての方々、大学や研究所での研究にともに従事してきたすべての方々に対して、感謝を申し上げたいと思います。それらの出会いが、本書のもととなるアイデアや研究成果に結びついたものと思っています。

そしてまた、ふだんの私の生活を支え、日々のエネルギーを与えてくれている家族にも感謝したいと思います。また最後に、本書の作成に多大な労力をさき、的確な指摘を惜しみなくしていただいた講談社ブルーバックスの山岸浩史氏に、感謝したいと思います。

柿沼由彦

二〇一五年七月

参考文献

［1］『標準生理学　第7版』監修：小澤瀞司　福田康一郎　医学書院　2009

［2］『ギャノング生理学原書24版』Kim E. Barrett, Susan M. Barman, Scott Boitano, Heddwen L. Brooks 岡田泰伸　監訳　丸善出版　2014

［3］『ラングマン人体発生学第10版』 T.W.Sadler, 安田峯生（翻訳）メディカルサイエンスインターナショナル　2010

［4］『脊椎動物の進化　遺伝』守山裕大、竹内　純、小柴和子2012;67:197-208

［5］『心臓発生とその分子メカニズム　血管医学』森田唯加、小柴和子、竹内　純　　2012;13:97-113

［6］『生き物の世界』池上　博　http://nakaikemi.com/thinkbiologyframe.htm

［7］『医学用語語源対話』 杉田　克、池田黎太郎　千葉医学　2012：88：213-215

［8］Wessler I, Kirkpatrick CJ, Racké K. Non-neuronal acetylcholine, a locally acting molecule, widely distributed in biological systems: expression

and function in humans. PharmacolTher 1998;77:59–79.

[9] Kakinuma Y, Akiyama T, Sato T. Cholinoceptive and cholinergic properties of cardiomyocytes involving an amplification mechanism for vagal efferent effects in sparsely innervated ventricular myocardium. FEBS J 2009; 276:5111-5125.

[10] Rocha-Resende C, Roy A, Resende R, Ladeira MS, Lara A, de Morais Gomes ER, Prado VF, Gros R, Guatimosim C, Prado MA, Guatimosim S. Non-neuronal cholinergic machinery present in cardiomyocytes offsets hypertrophic signals. J Mol Cell Cardiol 2012;53:206-216.

[11] Rana OR, Schauerte P, Kluttig R, Schröder JW, Koenen RR, Weber C, Nolte KW, Weis J, Hoffmann R, Marx N, Saygili E. Acetylcholine as an age-dependent non-neuronal source in the heart. AutonNeurosci 2010;156:82-89.

[12] Roy A, Fields WC, Rocha-Resende C, Resende RR, Guatimosim S, Prado VF, Gros R, Prado MA. Cardiomyocyte-secreted acetylcholine is required for maintenance of homeostasis in the heart. FASEB J.

2013;27:5072-5082.

[13] Hoover DB, Ganote CE, Ferguson SM, Blakely RD, Parsons RL. Localization of cholinergic innervation in guinea pig heart by immunohistochemistry for high-affinity choline transporters. Cardiovasc Res 2004;62:112–121.

[14] Kawano H, Okada R & Yano K. Histological study on the distribution of autonomic nerves in the human heart. Heart Vessels 2003;18:32–39.

[15] Kakinuma Y, Akiyama T, Okazaki K, Arikawa M, Noguchi T, Sato T. A non-neuronal cardiac cholinergic system plays a protective role in myocardium salvage during ischemic insults. PLoS One 2012;7:e50761.

[16] Kakinuma Y, Ando M, Kuwabara M, Katare RG, Okudela K, Kobayashi M, Sato T. Acetylcholine from vagal stimulation protects cardiomyocytes against ischemia and hypoxia involving additive non-hypoxic induction of HIF-1alpha. FEBS Lett 2005;579:2111-2118.

[17] Kakinuma Y, Tsuda M, Okazaki K, Akiyama T, Arikawa M, Noguchi T, Sato T. Heart-specific

overexpression of choline acetyltransferase gene protects murine heart against ischemia through hypoxia-inducible factor-1 α -related defense mechanisms. J Am Heart Assoc. 2013;2:e004887.

[18] Levine HJ Rest Heart Rate and Life Expectancy J Am CollCardiol 1997;30:1104-1106

[19] Palatini P, Julius S. The physiological determinants and risk correlations of elevated heart rate. Am J Hypertens 1999;12 (S1) :3S-8S

[20] Lund LH, Benson L, Dahlström U, Edner M, Friberg L. Association between use of β-blockers and outcomes in patients with heart failure and preserved ejection fraction. JAMA 2014;312:2008-2018.

[21] Wessler I, Kirkpatric CJ, Racke K. The cholinergic 'pitfall': Acetylcholine, a universal cell molecule in biological systems, including humans. ClinExpPharmacol 1999;26:198-205.

[22] Nordström P, Religa D, Wimo A, Winblad B, Eriksdotter M. The use of cholinesterase inhibitors and the risk of myocardial infarction and death: a nationwide cohort study in subjects with Alzheimer's

disease. Eur Heart J 2013;34:2585-2591.

［23］ Guyton AC, Hall JE Textbook of Medical Physiology 11th Edition 2006 ELSEVIR SAUNDERS

［24］ http://www.anatomy.med.keio.ac.jp/funatoka/anatomy/cranial/cn10.html

さくいん

【さ行】

【た行】

N.D.C.491.323　221p　18cm

ブルーバックス　B-1929

心臓《しんぞう》の力《ちから》
休めない臓器はなぜ「それ」を宿したのか

2015年 8 月20日　第1刷発行
2016年 9 月 1 日　第2刷発行

著者　柿沼由彦《かきぬまよしひこ》
発行者　鈴木　哲
発行所　株式会社講談社
〒112-8001 東京都文京区音羽2-12-21
電話　出版　03-5395-3524
販売　03-5395-4415
業務　03-5395-3615
印刷所　（本文印刷）慶昌堂印刷株式会社
（カバー表紙印刷）信毎書籍印刷株式会社
製本所　株式会社国宝社

定価はカバーに表示してあります。

©柿沼由彦　2015, Printed in Japan
落丁本・乱丁本は購入書店名を明記のうえ、小社業務宛にお送りください。送料小社負担にてお取替えします。なお、この本についてのお問い合わせは、ブルーバックス宛にお願いいたします。

本書のコピー、スキャン、デジタル化等の無断複製は著作権法上での例外を除き、禁じられています。本書を代行業者等の第三者に依頼してスキャンやデジタル化することはたとえ個人や家庭内の利用でも著作権法違反です。

Ⓡ〈日本複製権センター委託出版物〉複写を希望される場合は、日本複製権センター（電話03-3401-2382）にご連絡ください。


ISBN978－4－06－257929－2

発刊のことば

科学をあなたのポケットに

二十世紀最大の特色は、それが科学時代であるということです。科学は日に日に進歩を続け、止まるところを知りません。ひと昔前の夢物語もどんどん現実化しており、今やわれわれの生活のすべてが、科学によってゆり動かされているといっても過言ではないでしょう。

そのような背景を考えれば、学者や学生はもちろん、産業人も、セールスマンも、ジャーナリストも、家庭の主婦も、みんなが科学を知らなければ、時代の流れに逆らうことになるでしょう。

ブルーバックス発刊の意義と必然性はそこにあります。このシリーズは、読む人に科学的に物を考える習慣と、科学的に物を見る目を養っていただくことを最大の目標にしています。そのためには、単に原理や法則の解説に終始するのではなくて、政治や経済など、社会科学や人文科学にも関連させて、広い視野から問題を追究していきます。科学はむずかしいという先入観を改める表現と構成、それも類書にないブルーバックスの特色であると信じます。

一九六三年九月　野間省一